创伤自救指南

如何摆脱消极模式、修复人际关系并获得自由

（Laura Williams）
[英] 劳拉·威廉姆斯 著
陶尚芸 译

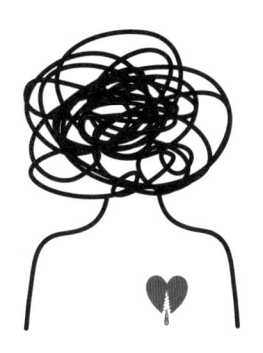

What to Do
When You Feel Broken

How to Let Go of Negative Patterns,
Heal Your Relationships and Find Freedom

机械工业出版社
CHINA MACHINE PRESS

你并没有崩溃！了解你的过去如何影响你的现在，培养你所需的心理心态，打破你与他人互动和相处的破坏性模式。这本书将帮助你了解是什么驱动了你的行为，以及为什么有害的心理特征会在影响深远的早期条件反射中持续存在。我们中的许多人都经历过某种程度的关系创伤，而单靠认知行为疗法（CBT）无法解决这些创伤，因此我们正在寻找疗愈的方法。作者通过简化关键的心理学理论，告诉你如何疗愈，让你学会如何撰写和理解自己独特的心理故事。本书通过实用的练习帮助你识别自己的需求，在关键的人际关系中有效沟通，并改变你的心态，从而摆脱限制个人成长的消极模式，如完美主义。作者将心理学理论应用于自己和来访者的生活中，提炼出她的专业和个人智慧，帮助你活得比以往更有意义、更自由、更有目标。

Laura Williams, What to Do When You Feel Broken: How to Let Go of Negative Patterns, Heal Your Relationships and Find Freedom

ISBN 978-1837822621

Copyright ©2025 by Dr. Laura Williams

Originally published in 2025 by Hay House LLC

Simplified Chinese Translation Copyright ©2025 by China Machine Press. This edition is authorized for sale in the Chinese mainland (excluding Hong Kong SAR, Macao SAR and Taiwan). All rights reserved.

本书中文简体字版由 Hay House LLC 授权机械工业出版社在中国大陆地区（不包括香港、澳门特别行政区及台湾地区）独家出版发行。未经出版者书面许可，不得以任何方式抄袭、复制或节录本书中的任何部分。

北京市版权局著作权合同登记　图字：01-2024-5790 号。

图书在版编目（CIP）数据

创伤自救指南：如何摆脱消极模式、修复人际关系并获得自由 /（英）劳拉·威廉姆斯（Laura Williams）著；陶尚芸译. -- 北京：机械工业出版社，2025.7.

ISBN 978-7-111-78480-7

Ⅰ. R749.055

中国国家版本馆 CIP 数据核字第 20255A4B21 号

机械工业出版社（北京市百万庄大街22号　邮政编码100037）
| 策划编辑：坚喜斌 | 责任编辑：坚喜斌　王华庆 |
| 责任校对：曹若菲　张亚楠 | 责任印制：任维东 |

唐山楠萍印务有限公司印刷

2025年7月第1版第1次印刷

145mm×210mm・7印张・1插页・138千字

标准书号：ISBN 978-7-111-78480-7

定价：59.00元

电话服务　　　　　　　　　　　网络服务

客服电话：010-88361066　　　　机　工　官　网：www.cmpbook.com
　　　　　010-88379833　　　　机　工　官　博：weibo.com/cmp1952
　　　　　010-68326294　　　　金　　书　　网：www.golden-book.com

封底无防伪标均为盗版　　　　　机工教育服务网：www.cmpedu.com

献给我的父亲和母亲，
他们一直相信我足够优秀。

本书的赞誉

"创伤未必是人生的终章,它可以成为开启更强篇章的序曲。本书深入探讨了被称为'创伤后成长'(PTG)的转变过程,揭示了即使是人生中最具挑战性的时刻,也能激发你的韧性、力量和成长。"

——梅尔·罗宾斯(Mel Robbins)
畅销书作家和梅尔·罗宾斯播客主持人

"当你正在度过人生中最艰难的时刻时,本书是你的必备指南。作者以深切的同理心和切实的智慧,为读者提供了一条充满力量的疗愈之路。本书不仅为读者提供了短暂的慰藉,还提供了重建生活的工具,让你从内到外、一步步地重建生活。劳拉博士深谙人类情感的复杂性,展示了如何将脆弱和'崩溃'的感觉转化为力量。如果你感到不知所措、迷失了方向或不知如何继续前进,那本书会提醒你,即使在最黑暗的时刻,也有前进的道路,并鼓励你一步一个脚印地往前走。对于那些准备好重获完整自我并真正掌握自己力量的人来说,这是一本不可或缺的读物。"

——拉莉塔·苏格拉妮(Lalitaa Suglani)博士
备受赞誉的心理学家,《高功能焦虑》(High-Functioning Anxiety)
一书的作者

"这是一本帮助我们更好地了解自己的绝佳指南。它让我们得以洞悉自己的思维方式、沟通模式和行为习惯,并为我们提供所需的工具,帮助我们从生活的困境中成长并渡过难关。这是一本弥足珍贵的传世佳作。"

——大卫·汉密尔顿(David Hamilton)博士
《乐在在乎》(*The Joy of Actually Giving a F*ck*)一书的作者

"本书中的实用技巧与工具,加上劳拉博士的个人故事和专业资质,使其成为一本'完美指南',让人们在遭遇生活中不可避免的逆境时可以从中寻求建议。你会情不自禁地反复阅读。"

——西蒙娜·亨(Simone Heng)
《让我们谈谈孤独》(*Let's Talk About Loneliness*)一书的作者

"这是一本颇具震撼力的书。书中结合了劳拉博士自身遭受创伤的惨痛经历和多年的临床实践。她将个人叙事、研究证据、实用技巧和缜密思考交织在一起,娓娓道来,轻松而深刻。每个人都应该读一读这本书,都能在书中找到适合自己的东西。"

——罗里·奥康纳(Rory O'Connor)教授
预防自杀方面的国际专家,《我不是想死,我是想结束痛苦》
(*When It Is Darkest*)一书的作者

"在这本文笔优美的书中,劳拉博士巧妙地将心理学研究、临床专业知识和她自己的亲身经历融为一体,帮助患者摆脱创伤的影响。书中的真情实感深深打动了我,它告诉我们,即使是最痛苦、最具破坏性的经历,最终也能帮助我们过上有意义且更真实的生活。"

——托尼·沃德(Tony Ward)教授
临床心理学博士,哲学博士,新西兰皇家学院院士,
《美好生活模型》(*The Good Lives Model*)杂志的创始人

"专业的心理学洞见和劳拉博士的个人故事的有力结合,为你提供反思机会和工具,引导你安然地度过艰难岁月。"

——艾玛·赫本(Emma Hepburn)博士,
临床心理学家,《心理学妈妈》(*The Psychology Mum*)一书的作者

"劳拉博士慷慨地分享了她遭遇灾难性丧失后的个人心路历程,为我们提供了一个充满同理心的心理疗愈指南,让我们了解心理治疗中使用的关键心理学概念。这本书是所有人在疗伤过程中的良师益友。"

——克莱尔·普拉布利(Claire Plumbly)博士
临床心理学家,《倦怠》(*Burnout*)一书的作者

序　言

当我开始写这本书的时候,书名并不是《创伤自救指南:如何摆脱消极模式、修复人际关系并获得自由》。后来,偶然间,我看到了几年前我办过的一个在线研讨会的标题"你并没有崩溃",那是我最受欢迎的在线活动。那场研讨会的内容就是本书开篇的话题,只是当时我还不知道。我想这个活动之所以受欢迎,是因为它道出了我们很多人对自己的一种秘密恐惧:我们所经历的一切,以及我们一路走来所犯的所有错误,都意味着我们实际上已经崩溃。我们支离破碎,我们伤痕累累,甚至可能无法补救和挽回。

虽然你可能会感到崩溃,但我不相信你真的已经心碎。也许你的心已碎成片,你的多个部分被你曾经占据的过去弄得伤痕累累。虽然这些部分可能还在一起,但"断层线"已然显露。就像地震,那些构造板块每隔一段时间就会发生变化,让我们曾经站立的坚实土地摇摇欲坠,岩浆喷涌而出。我们的生活也是如此。我们只能尖叫着平衡自己的身体,想要弄清楚地震造成的破坏和变化之后的景观是什么样的。

当我的丈夫突然离世时,我的感受就是如此。生活被颠覆了，他去世后的头两年，我努力重新在生活中站稳脚跟。要从我所经历的悲痛和失落中恢复过来并不是一件容易的事，我现在每天仍然生活在悲痛和失落中。然而，时光荏苒、岁月漫长，本书中包含的信息会告诉你，我已经轻轻地捡起了自己的"心之碎片"，并把它们重新组合在一起。直到我的世界崩塌，我才意识到这些碎片的存在。曾几何时，我失去亲人的创伤就像地震带来的岩浆一般汩汩流淌，值得庆幸的是，如今已经平息了大半，我已经将丧夫之痛融入当下的生活。整合是心理健康工作的一个核心目标，包括建立自己的心智，使自己能够驾驭自己的情绪、理解自己的想法、接受自己的现实，而这一切都是在与自己和他人建立关系中进行的。我想说的是，我至少已经做到了一部分。

多年来，许多病人和患者跟我聊过五花八门的心理话题。尽管他们从逻辑上知道并理解一些事情，但他们仍然经常会对逻辑告诉他们的事情产生不同的感觉。例如，从逻辑上讲，我知道我不应该因为自己不善于记住朋友的生日、纪念日或没有及时回复短信而感到愧疚，但我仍然为此感到愧疚。我也知道我不应该对别人的情绪负责，但不知何故，有时我还是会这样做。这反映了我的潜在心理。

在我们所承认的逻辑和我们的自身感受之间，似乎存在着一种差异。而我们的感受首先是由我们的思想驱动的。我非常欣赏的作家兼临床心理学家韦恩·戴尔（Wayne Dyer）写了一本书——《改变思想，改变生活》(*Change Your Thoughts,*

Change Your Life），这本书中就提到了这个话题。这也是我的拙作颇受你们（读者）青睐的地方。你的想法会反映出你生活中发生的负面事件或具有挑战性的事情，这原本是人之常情。但是，如果让这些想法决定你的生活并占据你的生活，就意味着你最终会过上一种并非你有意识选择的生活。我希望你每天都能有意识地为自己选择积极的生活。如何才能做到这一点呢？请深入了解你自己和你的心理，并在事情没有朝着你想要的方向发展时进行有效的干预。在接下来的章节中，我将帮助你做到这一点。

替别人疗伤，也疗愈自己

作为一名临床心理学家，我接受过英国卫生系统的培训，能够对各种心理健康问题和心理障碍进行评估、表述并治疗。我的实践一直以证据为本，我治疗过的很多人都比来时状态更佳。不过，我坚信，多年来，我的工作只是促进患者自身的疗愈能力。我对他们进行心理教育，与他们建立一种互相信任的关系，帮助他们重新认识自己和所处的环境，并为他们提供茁壮成长所需的行为和策略，我所做的工作提高了来访者自身的改变力和治愈力。

通常，我们对自己的心理健康缺乏必要的知识和了解，因而无法做出积极的改变。在我们许多人的生活中，能真心鼓励并支持我们的疗愈之旅的知己，其实寥寥无几。如果我们需要的治疗实际上与我们的家庭动态和人际关系有关，那就更加困难了。所有这些因素以及更多围绕心理健康问题的耻辱感，意味着我们最终可能会在沉默中忍受痛苦，更糟的是，有人会主动劝我们不要把自己的心理健康放在首位。这反过来意味着，我们被剥夺了发展新认识和新视角的机会。我们中的很多人从未接受过关于增强和稳固自身心理健康及幸福感所需技能的明确指导，也没有看到过这方面的示范。因此，心理治疗的任务就是让我们负起责任，学习并教会自己这些东西。

在你继续阅读本书之前，我需要告诉你的是，在我的临床实践中，我从来都不是那个"下苦功夫"的人。那是我的来访者自己的事，我只是促进你改变的那个人。我希望你能以同样的方式来看待这本书和我希望教给你的东西，它是你所寻求改变的促进者。虽然这本书及其内容可以促进你的改变，但我无法为你深入解读，也无法替你完成所需的工作。你的改变将取决于你自己和你做出的选择。这是多么强大的选择啊！要知道，我们在如何应对挑战方面确实有发言权。

同样，当我的丈夫去世时，我必须做出选择：是继续躺在床上，把羽绒被盖在头上；还是双脚踏在地板上，继续前进。让我感到幸运的是，我获得了所需的知识、支持和鼓励网络，帮助我形成新的视角，并培养了渡过难关所需的技能。但是，我仍然必须每天都出现在工作岗位上，并做好自己的工作。无论我感觉如何，也不管我经历了什么，生活都得继续。

序　言

创伤的碎片，自愈的导航

从很多方面来看，本书主要是关于创伤的解读。它讲述了我们每个人如何以各自的方式与创伤为伴。这本书将这样一种观点合理化：创伤并不总是源于"大事"，而是源于塑造我们性格以及我们与他人相处方式的日常经历。在整本书中，你会看到我自己的经历和我的来访者的故事，我用这些故事来诠释心理学的概念和观点。

其中一种观点认为，创伤会改变我们的身份和反应方式。创伤并不是指发生的"事件"本身，而是指事件发生后，我们的"思想、情感和行为"等内在过程。这些内在过程因该事件而永远改变。我相信，正是这些内部变化让我们感觉自己支离破碎。而这种崩溃和心碎的感觉也会因创伤事件的性质及其意外程度而显得更加尖锐。而且，至关重要的是，我认为我们大多数人都想隐藏和压制这种破碎感，假装它不存在。但事实是，我们每个人都在以自己的方式隐藏着自己的某些部分，这些部分让我们感到破碎不堪或让我们产生羞耻感。卡尔·荣格（Carl Jung）称之为"阴影自我"。现在，我们需要帮助你把自己的这些部分从阴影中释放出来，让它们重见天日，从而让你重新感觉到完整。

我相信，创伤并不是社会所宣称的无期徒刑。事实上，它能教会我们很多东西。我的观点也许不像我担心的那样有争议，但我也知道，有些人不同意我的观点。没关系。我希望我能对那些赞同我观点的人有所帮助，并以这种方式为有关心理健康的对话做出贡献。同时，我也希望，在说这些话的时候，我可以既专业又贴近你们的心路历程。

几年前，我在网上看到过这样一句话："在混乱中找到自己的信息。"这句话深深地引起了我的共鸣，从那时起，我就一直朝着这个目标努力。和你一样，我也是一个混乱、复杂的人。但幸运的是，我在混乱中找到了自己的信息。我现在把它分享给大家，帮助你们了解自己的生活。毫无疑问，你们的生活也将是混乱的、复杂的、微妙的。

本书阅读指南

本书分为三个部分，并提供了练习题供你在阅读过程中完成。这是有意为之的，因为我希望阅读本书于你而言是一个积极的自我发现过程。

如果你愿意，可以通过以下链接下载包含所有体验练习的练习手册：www.drlaurawilliams.com/whattodowhenbook。我也鼓励大家开始写自己的阅读日志，记录你们对这些练习的心得体会。

在第一部分"邂逅自己的心灵"中，我将向你介绍你的独特故事的重要性，培养你的心理学思维（稍后详述）以及以心理学知识为依据进行思考的能力。在第一章中，我将邀请你进入我生命中最脆弱的时期，了解它是如何导致我自己的心理觉醒的，以及我认为许多人在经历了生命中的某些重要关头或事件后会产生的那种领悟。我将向你介绍"动机诱因"的重要性，这是治疗师以及任何从事心理工作的人必然要探究的问题，以弄清楚工作的"缘由"。在第二章中，我将分享心理感受性（psychological mindedness）和正念（mindfulness）练习如何帮助我们更好地了解自己。我还概述了放慢节奏，让自己真正适应自己的情感体验是多么重要——无论是在此时此地，还是在回忆过去的时候。在第三章中，我们将探讨创伤如何对我们产生一些常被忽略的积极影响，以及这些影响如何为你提供机会，在过去的你和现在的你之间划清界限，让你继续前进。

本书的第二部分"关于创伤的真相"更深入地探究了创伤起源的心理基础。在第四章中，我将带你了解一些核心概念，包括依恋和社会模仿理论，以及我们如何将这些概念应用到自己身上。我还为创伤下了一个更广泛的定义，说明了它是如何在我们成长过程中的人际关系中显现出来的。在第五章中，我们将讨论认知疗法的垄断地位。而我认为，要解决那些隐藏在表面问题之下的复杂关系问题，认知行为疗法（CBT）并非总是最佳方案。此外，我们还探讨了互惠原则及其对高质量关系的意义。在第六章中，我们深入探讨了创伤的代际性质，以及我们的心理健康如何受到生物、心理和社会因素的影响。我们开始探究与他人相处的模式（即所谓的"图式"）如何反映我们自身的不同部分，并影响我们与自己的相处模式。在本章中，我也会分享一些创伤模式的"速写"，从我的外婆、到我的母亲、再到我的故事，这些创伤模式已经在我的个人家谱中流传下来，以说明代际创伤是如何表现出来的。最后，我鼓励大家开发自己的"心理疗愈工具包"，以管理在阅读本书和完成本书练习时可能出现的情绪波动。

在最后一部分"心理疗愈工具包"中，我将让你熟悉有益的心理治疗工作所需要的东西。在第七章中，我简要介绍了"心理表述"对于理解我们需要对自己的处境做些什么是多么关键，从根本上说，心理表述是如何指导心理治疗过程的。简单地说，"心理表述"讲述的是你如何以及为何在特定的时间点与特定的问题（例如抑郁症）做斗争的故事。它提供了一个框架，让你考虑影响问题的因素，使问题得到改善（保护因素）或恶化（维持因素）。"心理表述"还能将你的心理问题与过去的经历联系起来。我还会向大家介绍我自己的"HEAL"四步法，该框架与有益的心理治疗工作的关键要素大致吻合。在第八章中，我提供了一个机会来思考心理健康的最大障碍之一，即羞耻感。我谈到了培养同情心作为羞耻感的解药，以及如何做到这一点。在第九章中，我将为你提供一些建议，告诉你需要做些什么来应对你所经历的事情。我们将探索"不完美的人生"的概念（完美主义的问题是贯穿本书的一条重要线索），并以"美好生活模型"为框架，让你更深入地了解你希望自己的生活是什么样子。

自助是改变的通行证

当然，阅读一本书并完成书中建议的练习，与接受一对一的治疗是不一样的。但我写这本书的部分理由是，我非常清楚，如今很难获得高质量的循证治疗和心理学知识。所以，虽然读这本书不算是心理治疗，但本书确实在努力揭开心理治疗对你有什么要求的神秘面纱，并为你提供了亲自完成部分工作的机会。

然而，如果你处于危机之中，这本书并不能给你提供答案。如果你认为自己处于危机之中，或者需要这本书无法提供的答案，请及时向训练有素的心理健康专业人士寻求适当的支持。

综上所述，我想让你们知道，自助可以成为改变的强大先导。多年来，我曾多次目睹一些人即使经过数月或数年的心理治疗，也很难改变现状。然后，他们似乎突然间就自然康复了。我听他们说过"有一天，一切都水到渠成了"和"一切都有了意义"之类的话。当然，他们的康复并不是自发的。在此之前，他们往往已经付出了数月甚至数年的努力，不断加深了解，并进行了额外的心理自助。

心理康复需要每周进行一次超过一个小时的治疗。这有点像那些在十年内成为"一夜成名"的人。成功是在没人注意的时候发生的，心理康复工作也是如此。这需要付出承诺和努力，有时你可能感觉就是不顺心，直到有一天终于顺畅了。我充满激情地认为，你需要的"治疗"可能并不总是个人治疗。这本书可能就是你疗愈之旅的开始。或者，你可以把它作为你已经完成或正在做的工作的补充。无论你身在何处，无论你做了什么才达到了这一境界，完成本书概述的工作都会对你有所帮助。

在你继续阅读本书之前，我想说的最后一点是，在你的疗愈之旅中一定要牢记一句话：你是前尘往事的产物，也是你经历过的一切的产物，无论好坏。你是一个不完美的幸存者，发生在你身上的一切并不代表你的本性。逆境中蕴藏着坚韧、智慧和毅力。我希望你能拾起自己的"心灵碎片"，将它们重新拼接在一起，"活得强大，拥抱不完美的人生"。

牵挂你的人：劳拉

目 录

本书的赞誉

序言
  替别人疗伤，也疗愈自己
  创伤的碎片，自愈的导航
  本书阅读指南
  自助是改变的通行证

第一部分　邂逅自己的心灵

第一章　梦醒时分 ... 002
  生命的启示 ... 007
  调整自己，适应每一个痛苦时刻 ... 010
  把往事写成故事 ... 011
  难忘的监狱实习生涯 ... 013
  完美主义的代价 ... 017
  冲破阻力，不断前进 ... 023
  动机练习 ... 026

第二章　认识自己 ... 027
  心理感受性和正念 ... 029
  过去和现在的交集 ... 032
  破茧而出 ... 037
  情绪抑制 ... 041
  正念调谐练习 ... 044

第三章　告别昔日的自己 ... 047
　　旧我，新我 ... 049
　　创伤性丧失 ... 051
　　感激之情 ... 057
　　创伤后成长 ... 058
　　"旧我—新我"练习 ... 059

第二部分　关于创伤的真相

第四章　是什么造就了现在的我们 ... 062
　　依恋的过程 ... 063
　　人类的核心需求 ... 068
　　社会模仿理论 ... 069
　　人格障碍 ... 071
　　创伤倾诉 ... 072
　　"你眼中的自己"是什么样的 ... 084
　　你学到了什么 ... 084

第五章　深入挖掘 ... 085
　　核心信念 ... 087
　　功能失调性假设 ... 088
　　负性自动思维和思维错误 ... 088
　　解读"循证治疗"中的"证" ... 089
　　临床培训和 CBT ... 093
　　关系上的问题需要关系层面的解决方案 ... 098
　　互惠 ... 099
　　你学到了什么 ... 104

第六章　代际创伤	... 105
三代人的代际创伤故事	... 106
生物心理社会模型、素质—应激模型和创伤	... 114
身体和心灵	... 116
创伤和表观遗传学	... 118
对创伤的反应	... 119
图式模式	... 121
发现并发展你的"健康成年人"模式	... 122
健康成年人和家庭模式	... 124
创伤疗愈工具包	... 126

第三部分　心理疗愈工具包

第七章　讲述你自己的故事	... 128
分阶段进行创伤治疗工作	... 130
做好心理工作的要素	... 132
童年不良经历	... 135
心理表述的众多因素	... 137
关系性表述	... 141
人格和关系模式	... 146
掌握关系性表述的要点	... 147
确定你的关键关系模式和 HEAL 框架	... 149
接下来的步骤	... 152
记录你的心理表述	... 152

第八章	释放羞耻感，培养同情心	... 155
	转移羞耻感和自我对话	... 163
	激活"微时刻"	... 164
	"不依恋"的实践	... 164
	什么是同情心	... 167
	自我仁慈和自我安抚	... 170
	你并不完美	... 172
	与你的情绪和平共处	... 173
	配置你的"同情心处方"	... 174
第九章	整体疗法：活得强大，拥抱不完美的人生	... 176
	从心理表述到整体疗法	... 177
	焦虑症或抑郁症	... 179
	感到崩溃的时候怎么办	... 182
	如何解读"活得强大，拥抱不完美的人生"	... 183
	美好生活模型	... 185
	你的整体需求评估	... 188
	"活得强大，拥抱不完美的人生"日志提示	... 191

结论 献给站在浪尖上乘风破浪的你们	... 192
参考文献	... 199
致谢	... 203

第一部分
邂逅自己的心灵

创伤自救指南
如何摆脱消极模式、修复
人际关系并获得自由

第一章　梦醒时分

他猛然惊醒，跳下床，惊慌地问我是否听到了爆炸声。我过了一会儿才适应周围的空间，随即明白发生了什么。"没有爆炸声。"我向他保证。我的话似乎没有任何意义，因为他瞪大了双眼，把自己逼到了卧室的角落里。

我打开灯，审视着他恐惧的脸，我发现他的身心都不在此处，他需要我的帮助。现在就行动。不幸的是，这对我们来说并不罕见。马蒂是我结婚七年的丈夫，24岁时被诊断出患有1型糖尿病。在今晚之前，他至少遭遇过三次特别明显的低血糖发作，我们叫了救护车来护送。通常，在这些事件中，他无法理性思考，偶尔会表现出与平时懒散的自己不同的一面。有一次，他甚至发作了癫痫。现在，有一个让我略感安慰的念头在我脑海里反复回荡：我以前也见过这种情况，我知道自己该怎么做。

我尽可能平静地下楼到厨房去取一些葡萄适饮料，经过我三个孩子的卧室，他们都睡得很熟。葡萄适是一种含糖饮料，只要我能哄马蒂喝下去，他的低血糖状态应该会很快得到

第一章 梦醒时分

改善,但这并不总是那么容易。当我回到卧室时,我发现他瘫倒在床的一侧,他的肌肉紧张地支撑着他那6英尺1英寸[一](185.42厘米)的细长身躯。我试图说服他喝点东西。他不让我帮他,但我知道我需要继续哄他喝下去。

鲜橙色的饮料洒了一地,溅得到处都是。后来,我发现这些污渍已经深深渗入了卧室的淡蓝色墙壁。瓶子里的含糖饮料一滴不剩,我又一次急匆匆地跑到厨房,不敢再让他一个人待着,同时也意识到,我正在迅速穷尽一切可能,想要单枪匹马力挽狂澜。

几秒钟后,当我回到卧室时,我震惊地发现他趴在了我们的床上。现在情况不同了。癫痫发作时,他拼命地想抓住橡木床架的侧面。他的手指伸向床边,试图抓住床沿。我用尽力气,设法把他拖到卧室的地板上,让他摆出一个类似于恢复体位的姿势。

当他的身体颤抖时,我跪在他身边,叫了救护车。然后我打电话给我们的家人。几分钟之内,我的家人和他的家人都来到了我们身边。他们住得很近,可以很快赶到我们身边,我现在需要家人,我需要他们帮我照顾孩子,在医疗救助到来之前,我要尽我所能为马蒂施救。

在接下来的几分钟里,我抱着他的头,用枕头托着他,他的嘴唇变成了蓝色。他咬着舌头,血淋淋的口水从嘴里流到

[一] 1英尺=0.3048米;1英寸=0.0254米。

枕头上。当我抱着他的时候，我意识到自己有多害怕。我们只能默默地等待！即便如此，尽管恐怖正在蔓延，但我相信，当救援到来时，他会没事的。我以前也见过这种情况。

当医疗小组接手时，我下楼去看我五岁的女儿。她现在醒了，和我的母亲坐在客厅里。我试着安慰她，但不敢逗留太久。我跑回楼上，在中间的楼梯平台上遇到了我的父亲。当我看到他的目光时，他貌似十分惊慌，我能感觉到事情很不对劲。

"怎么了？"我恳求他告诉我马蒂的情况。他支支吾吾，最终选择了沉默。"到底怎么了？！"这次我尖叫起来。

他看起来很痛苦，努力控制自己的情绪，嘴里冒出了一句话："他没有呼吸了。"

我立刻转身，飞快地爬上楼梯，跨过门槛，冲进了我们的卧室。目前已有两组医护人员在场。当我的目光在现场来回扫视时，每个人都看着我，好像他们太冷静了，做得还远远不够。起初，我无法理解其中的原因。

我的丈夫躺在床和浴室之间的地板上。他的睡衣被人匆忙地从身上剪下来，医疗设备散落在地毯上。没有人直视我的眼睛。我记得自己曾大喊："谁能告诉我发生了什么事？"

一名男性急救人员站在一旁，他抬起头，平静地说："马蒂刚才无法自主呼吸。我们要给他换气，然后送他去医院。"

我疯狂地询问他的血糖情况。"这只是低血糖吗？"低血糖是指体内血糖过低，会引发相应症状。

第一章　梦醒时分

那个人告诉我，马蒂的血糖很高，不是很低。就在这一刻，我意识到我并不明白发生了什么。以前发生这种情况的时候，他的血糖总是很低。我的大脑在飞速运转，试图理清这一切，可惜失败了。

我扫视了一下房间，终于从医护人员的脸上看出了真相。然后我意识到：马蒂活不下去了。他们现在对马蒂的态度很平静，我能真切地感受到。没人告诉我，但我就是知道。我能感觉到房间里所剩无几的空气中弥漫着绝望。他们给他换气时，我瘫坐在地上，双手抱膝。我轻轻地抚摸马蒂的双脚和小腿，希望他的身体能恢复生机，我流着泪，默默地乞求他不要离开我们。但我心里明白，医护人员只是在拖延时间。

几分钟后，我回到楼下，经过卧室。几分钟前，我两岁的双胞胎儿子还在那里酣睡。现在，我父亲在里面陪他们玩耍，不让他们看到正在发生的可怕悲剧。客厅里，我母亲还和我女儿在一起。我又进去看了看她。她告诉我："一切都会好起来的，妈妈。"她也认为自己以前见过这种情况，可以预测到结果，所以镇定自若。她的爸爸有时会不舒服。救护车来接他了，然后他就好了。就这么简单。

当我拉她靠近我时，我无法直视她的眼睛。就在这个客厅正上方的卧室里，生命维持机在她爸爸的胸口用力抽动的声音震耳欲聋。这感觉就像在撼动我们家的地基，撼动着我们世界的根基。

最后，医护人员准备转移马蒂了。他们不允许我乘坐救护车，我也不抗议。我穿好衣服单独跟随。当我站在走廊里等待他们把他抬下楼并带出前门时，一位年长的女医护人员走下了楼梯。她瞥了一眼我满是泪痕的脸，简单地说了一句："这里发生了什么事？"不知怎的，她的话让我感到愧疚。好像我也有责任。没有人回答。我离开时，母亲试图说些安慰的话。我回头看着她说："他要死了，妈妈。"我知道她不相信我的话，但我很确定这件事。

在我们当地医院的急救室里，我紧紧握住马蒂的手，时不时地把我的额头贴在他的胸前，让我的眼泪不受阻碍地落在他苍白的皮肤上。我悄悄地在他耳边说，我会永远爱他。我保证我们的孩子会记住他，在孩子们的生命中他将是永远的存在。时间一分一秒地过去，他的呼吸发生了变化，变得越来越浅、越来越困难。我不想让他丢下我们。然后，太快了，他的最后一口气来了又走了。他现在很安静。凌晨3点42分，医生宣布了死亡时间。

当我的头再次落在马蒂赤裸的胸膛上时，我终于将心中的痛苦全部发泄了出来。我能感觉到我的心，我的胸口沉甸甸的。我问自己：**他的心脏永远停止了跳动，我的这颗心脏怎么还能给我注入生命力？**我已经弄丢了他那颗善良的心。

最后，我放开了他的手，坐在床边的椅子上。可又感觉离他太远了。我把椅子挪近一些。我看着他的家人依依惜别，脸上流露出难以言表的痛苦。我们都吓傻了。我看着他的脸，上面还沾着带血的唾液，我有种想给他洗脸的冲动。我问一名护士是否可以。她告诉我,会有人清洗他的身体,然后我们可以和他一起待在另一个房间里。现在,我们必须离开这个地方。我不知道是不是这种事情根本就不允许。我点了点头,坐了回去。我非常想给他洗脸,作为他的妻子,这是我最后一次能与他亲密接触了。但此刻我无力去争取。我没能实现自己的愿望,这将是我永远的遗憾。

我们被领进了另一个房间,我不知道这将是我最后一次触碰他的身体。在有人建议我们离开之前,我们和他相处的时间似乎太短了。我最后一次放开马蒂的手,转身走出了房间。我不记得自己走了多远,我的腿和我的脑袋都在示意我停下。我的心碎了,突然有了想回去多陪陪他的冲动。他的母亲搂着我的背,用身体引导我继续前进。我就这样做了。当我们瘫坐在车里,默默地开车回家时,外面的世界安静而沉寂。

生命的启示

没有什么比突然遭遇所爱之人的意外死亡更能打破你对"完美"生活或"魅力"人生的幻想了。这种事情似乎毫无征兆地发生,把你的生活翻了个底朝天。就在我的丈夫去世前一个月,我们坐在爱丁堡一家智能诊所的候诊区,准备进行医疗检查,这是获得澳大利亚签证的最后一步,我们即将去那里生活和工作。这是我和马蒂在二十多岁相识相爱以来的共同梦想。多年来,我们一直在详细地谈论这个梦想,甚至还去澳大利亚度蜜月，亲身体验那里的生活方式。我们希望这将是一次迷人的冒险，能为我们俩提供工作机会，以及一种适合我们家庭的生活方式。讽刺的是，那天我们都拿到了健康证明，签证上也盖上了橡皮图章。然而，几周后，马蒂去世了，我们梦想中的生活也随之破灭。

现在让我把话说清楚。这并不是说，我们的生活是十分"完美"的。但我知道并能感受到，我们拥有这样的生活是幸运的。我们周围有很棒的家人和朋友，也有能支持我们的生活方式的工作，还有三个健康的孩子。我们可以去度假，我们很幸福。对我们来说，这就是"完美"的生活。但不知从何时起，我开始暗自怀疑，我们真的可以一直这么幸运下去吗？我们可以吗？总有一天会有什么事情降临到我们头上吧？

如果你按常理出牌，我想，这种逻辑对我们大多数人来说都是可以应验的。

总有一天，我们所有人都会经历失去所爱之人的痛苦，并面临健康问题或生活中的其他危机。

但我从来没想过，仅仅几年前还选择了心仪伴侣的我，如今却要独自一人继续生活下去。美国作家布芮尼·布朗（Brené Brown）在她的《脆弱的力量》（*Daring Greatly*）一书中把这种想法叫作"不祥的喜悦"：就是刚感到满足或者开心，马上就担心会有什么东西冒出来把这种感觉抹掉。[1]

当我熟悉的生活离我而去时，我该怎么办呢？于是，我做了我认为自己应该做的事。我开始想办法应对。我很清楚自己必须做什么，然后就去做了。我强颜欢笑，开始带着三个年幼的孩子艰难度日。我每天都得处理跟死亡有关的那些杂事。而且我不光处理了，还处理得特别好。我是一个成就感很强的人，这也是我知道自己可以一步步实现目标的一个原因。

那时我还不明白，人生没有终点，没有终极目标。他的死亡将会是永恒不变的现实。但在那个时候，我只是陷入了求生模式，回到了我在35年的人生中一直用来应对困境的习惯模式。这在很多方面都有所体现。马蒂去世的那个晚上，我记得母亲温柔地建议我让她留在我家陪我过夜。我断然拒绝了。我有一种强烈的预感，我需要按照自己的意愿开始生活，因为我一向非常独立。我现在只能靠自己了，这就是我的未来。简单明了。

那时候，我还没看清未来的真面目。

我正在把别人从我的痛苦中推开。

我不愿意让任何人目睹我极度的悲痛。后来我才知道，让别人见证我的失去，最终会成为一种安慰。但在最初的那些日子里，我无法做到完全依赖他人。我相信，只要我能控制住这一切，一切就都会好起来……这是典型的完美主义者的标志性举动——总想重新控制自己完全无法控制的局面。

调整自己，适应每一个痛苦时刻

大约在马蒂去世三天后，孩子们让我把那个充气泳池拿出来。那是七月，学校假期已经开始，苏格兰的天气异常炎热。我就穿着泳衣，在自家后花园里，给充气泳池吹气，拼命想让孩子们觉得生活一切正常。我还记得，当我一口气接一口气地对着充气泳池吹气时，我感到一阵晕眩，直到吹完为止。虽然我在呼吸，但那颗为我输送氧气的心脏已经破碎不堪了。

我意识到我的孩子们将永远无法完全了解他们的父亲，这让我不知所措。他将无法在女儿埃拉的婚礼当天牵着她的手走在红毯上。这个想法至今仍让我泪流满面。我常常在想，如果那一天到来，她是否会要求我代替她缺席的父亲"把她交给新郎"？她还会结婚吗？

从马蒂咽下最后一口气的那一刻起，我就本能地认为，我的职责就是让一切"恢复正常"，让孩子们能够接受现状。我必须设法减轻他们的痛苦。现在全靠我了，这是我的责任。这些天，我终于明白，我没法替孩子们赶走痛苦。他们的痛苦源于对爸爸的那种无处安放的爱。不过，我有责任在他们经历痛苦的时候陪着他们，并且告诉他们，生活不会一直像他们最难熬的时候那么难受。

当然，因为一开始给自己施加的压力，我也有崩溃的时候。这些时刻往往在天黑之后，拉上窗帘，孩子们安稳地躺在床上，我背着他们，默默地体验心碎。有时，我会用红酒来麻痹自己的感情。有时，我会用酒精来释放自己的情感。其实哪种方式都无所谓，因为在这个阶段，我的悲伤并没有被完全见证，我当然也没有以任何有意义的方式处理自己的情绪。

不过，现在回想起来，我还是很快就给了自己一些建议，这也是我可能会提供给像我这样经历丧亲之痛的来访者的建议。我加入了一个年轻丧偶者互助小组，和孩子们一起参加咖啡聚会和活动；我加入了一个铁人三项俱乐部来锻炼身体；我还安排了自己与一位私人心理医生和在临床培训时认识的一位导师的约见，后者也很早就失去了配偶。从表面上看，这些都是健康的适应策略。然而，如果我现在诚实地面对自己，在脑海中像查看清单一样端详这些东西，我多年来所依赖的完美主义就开始凸显出来。我陷入了一种"行动与奋斗"模式，而不是给自己留出情感空间，让自己变得脆弱，让自己治愈自己。但这些都是后话了。

把往事写成故事

后来，我开始写作。起初，这是为了帮助我在悲痛的迷雾中回忆起一些事情。我想有一个可靠的见证，有一天我可以把它当成备忘录，向我的孩子们讲述所发生的一切。

然而，当我写下自己的经历时，我发现自己压抑已久的声音、所有那些完美主义行为，以及我的奋斗所带来的各种情感都得到了释放。我的情感伴随着眼泪倾泻在纸上。

> 通过写作，我可以触及我的悲伤，它由内向外将我撕裂。

我开始尝试在社交媒体上以博客和帖子的形式分享我的写作。这些内容引起了人们的共鸣，最终，这些博客变成了日志和写作提示，后来变成了我自费出版的一本书——《悲伤作家日志》(*Grief Writer: A Journal*)。这既帮助我开启了自己的疗愈之路，也为马蒂的生命留下了一笔心灵财富，可以帮助其他人处理丧亲之痛，陪他们渡过难关。

首先，写作成了我逃避现实的安全空间。当时，我想逃避一切，比如他死亡的事实。无论白天黑夜，我的手机无时无刻不在被那些无穷无尽却充满善意的短信点亮。我的家里摆满了百合花，但它们却散发着死亡的气息。

我还想逃离人群。我不想见的人太多了。因为马蒂死得太突然，我不得不与那些警察谈话，应付那些顺便过来看看的访客。当我女儿回到学校时，很多家长在操场上突然问我"你还好吗""孩子们还好吗"或者更糟糕的"到底发生了什么"之类的问题。你该如何回答这样的问题，尤其是，在这些问题的提问者通常都是陌生人的时候？

有一次，有人在把我介绍给一位女士的时候说："她在几周前刚刚失去了丈夫。"那位女士怜悯地看着我，用她那浓重的西洛锡安口音说："哦，姑娘，我知道你的感受。几年前我丈夫去世时，我伤心欲绝。"这位女士可能已经是70多岁的

第一章　梦醒时分

老妇人了。表面上，我微笑着点了点头。但我的内心却在呐喊，我才 35 岁，有三个孩子，而我的丈夫还没有过他的 38 岁生日。她这个年纪的人怎么可能明白我的感受。

当我越来越被这些人际关系交流激怒时，我意识到自己一直以来的顺从是多么令人作呕。

我会否认自己的真实感受，以避免任何尴尬，并确保其他人不会感到难过。

我把自己的感受埋藏在心底，以至于很多人可能根本不知道我有什么问题，更不用说我几周前刚刚丧偶了。我觉得自己对这一切都负有责任。

这就是我，一个 35 岁的寡妇，一位临床心理学家，职责是帮助人们发现并验证自己的情绪和童年经历。然而，令人难以置信的是，正是在这个时候，我开始真正了解自己的"心理伪装"。我终于开始意识到，为了得到别人的喜欢，我是多么频繁地压抑自己的情绪体验。不，不止于此，我还渴望得到别人的"认可"。请相信我，这仍是一项正在进行中的工作。

难忘的监狱实习生涯

2004 年，我在苏格兰斯特林大学完成本科论文时，第一次接触到完美主义的学术概念。我的导师是世界知名的自杀研究专家罗里·奥康纳（Rory O'Connor）教授。他是一位非常聪明、充满活力、极具感染力的讲师，后来我发现，他还是一位和蔼可亲且诲人不倦的老师。

听过他的讲座之后，我总是对心理学研究及其在现实生活中的应用充满热情。我知道，我想让他指导我的毕业设计，但我很想带着一个成熟的计划去找他。我花了一些时间和精力来思考这个问题，并下定决心，当我真的去找他时，一定要提出一个让他难以拒绝的毕业设计。我需要等待时机，现在先做好基础工作。

与此同时，我听说我可以选修一个职业模块，作为附加课程来获得学位以外的额外学分。这个职业模块看起来很有趣，因为它意味着我要采访一位在心理学领域从事应用工作的人。我一直希望探索我的学位在现实世界中的应用，所以，我参加了这个模块的学习。

在学习期间，我遇到了一位和我同一个年级、同样学习心理学的同学。我们相处得很好，并一致认为，既然我们都对同样的事情感兴趣，就应该共同采访系里的一位荣誉讲师，他叫凯文·鲍尔（Kevin Power），也是一位应用心理学家。鲍尔教授曾在苏格兰监狱工作过，而这正是我们想采访他的原因。为了满足课程要求，我们提前给他发了邮件请求，也约好了时间，然后我们就带着笔记本和精心准备的问题出发了。

正如我们所预料的那样，鲍尔教授向我们深入浅出地介绍了心理学家在法医领域的工作类型。那天，他告诉我们，在

第一章 梦醒时分

苏格兰监狱管理局工作将是我们获得的"最佳实习机会"。他的话给我留下了深刻的印象，从此，在苏格兰监狱管理局工作成了我的新目标。

我一直对极端犯罪行为非常着迷，现在有人告诉我，有一条很好的途径可以得到我想要的那种工作。我那完美主义的大脑开始超负荷运转了。还有一年我就要毕业了，我知道我需要获得一些实际工作经验，才能在毕业后获得最佳职位。我开始在当地一家医院做护理工作，同时不断寻找任何可能让我更接近梦想工作的岗位。

几个月后，我和我在职业模块课堂上认识的那个学生一起住进了新的公寓。当我在波尔蒙特市"英国女王陛下监狱及青少年犯管教所"（HMP&YOI）看到一份暑期实习生的招聘广告时，我欣喜若狂。我兴奋地把这件事告诉了这位室友，并申请了这份工作。这意味着我可以得到一份暑期工作，并获得宝贵的经验，这会让我离自己的目标更近一步。

面试那天，我的室友主动提出开车送我去监狱。到达接待处后，我按要求在登记表上签名，并提供了一些身份证明。门口的狱警从桌子那头把登记表推给我的时候，有一个名字引起了我的注意。就在那张登记表上，就在我的名字正下方，赫然写着我室友的名字。我简直不敢相信，签了字把表格递回去，心里琢磨着她为什么申请了却不跟我说呢。

坦白说，我感觉自己受到了极大的背叛。然而，我讲这个故事是想说明，在那一刻，我满脑子想的都是"那份工作一定是我的"。我甚至没有特别关注室友的任何所谓的欺骗行为。我下定决心要得到这份工作。为什么呢？因为在我的人生当中，根本就没有"失败"这一选项。

现在，我得到了这份工作。但如果我没有得到那份工作会怎样呢？被拒绝会是什么感觉？如果得到这份工作的是我的室友而不是我，我会作何反应？事后回首往事，想必那个年轻而天真的我会感到备受打击，甚至感到羞辱。因为如果我没有拿到聘用通知，那我就是不够好。我的完美主义和对失败的恐惧（尽管当时我并没有意识到这一点）有时会带来提高表现的好处。但情况并非总是如此。

在接到波尔蒙特 HMP&YOI 的暑期工作邀请几周后，我来到罗里·奥康纳教授的办公室外面，并敲响了他的门。我已经准备好向他推荐一个毕业论文项目，内容是采访现实生活中的苏格兰监狱里的少年犯。我满怀希望，且准备就绪。正如我所希望的那样，他同意辅导我，于是，我开始接触心理学研究以及完美主义在心理健康中的作用。在我交还监狱钥匙之后，我在那个夏天学到的东西还会伴随我很长时间。然而，我未曾预料到的是，我还会借此机会了解自己，了解在"童年调适"之下，真正的自己究竟是怎样的。这里所说的"调适"指的是我们的思想、情感和行为是如何被我们与他人（比如照顾者）的相处经历塑造的。

第一章 梦醒时分

完美主义的代价

我不喜欢把某些术语挂在嘴边,"完美主义"就是其一。近年来,它已成为一种流行的说法,用来形容那些努力实现目标并尽力做到最好的人,有点像人们现在常常谈论的强迫症(OCD)。我经常听到这样的话:"哦,她真是个完美主义者"或者"你知道我喜欢把事情做到最好,我有点 OCD"。顺便提一下,心理学研究早已注意到完美主义与强迫症的关系。[2] 但我想说的是,以这种方式谈论完美主义,可能会削弱它给个人带来的真正痛苦。完美主义与许多心理疾病都有关联,但对许多像我这样的人来说,完美主义的表现方式乍看起来可能相对无害。

当被问及什么是完美主义时,大多数人会告诉你,完美主义是指我们努力把事情做得"恰到好处"或正确无误,即确保我们做的任何事情都是尽力而为的结果。如果这就是完美主义,那听起来也没那么可怕,不是吗?但很多时候,情况并非如此。就心理特征而言,完美主义在一定程度上是有帮助的。事实上,早期研究曾将完美主义分为两种类型,即积极健康的完美主义和消极病态的完美主义。[3] 它可以让我们达到为我们设定的标准,有时甚至超过这些标准。这对我们的学业成绩、职业生涯,甚至人们如何看待我们都会产生积极的影响。

这就是完美主义和许多其他心理特征的首要挑战之一,

即我们经常会因它而受到表扬。小时候,当我们把事情做"正确"时,往往会得到周围人的积极肯定。当我们服从权威并尽量减少自己的需求时,我们的父母、老师、导师和体育教练(仅举几例)可能会认为我们"做得好",他们就是这样教导我们的。我们从表扬中得到认可,然后努力争取更多的表扬,因为表扬带来的情感体验是如此愉悦。不知不觉中,我们就会要求和期望自己做到完美,以复制这种情感上的愉悦和被表扬带来的多巴胺冲击。而在此之前,我们甚至还没有考虑过完美主义产生的另一个关键潜在机制,即"社会模仿"(参见第四章第三节"社会模仿理论")。

约阿希姆·斯托伯(Joachim Stoeber)教授在2015年发表的一篇相关论文中将完美主义描述为"一种人格倾向,其特点是追求完美无瑕,对自己的表现设定极高的标准,同时对自己的行为进行过度批评"。[4] 斯托伯对数十年来的完美主义研究进行了总结。然而,尽管完美主义的概念广为人知,但其组成部分却鲜为人知。1991年,休伊特(Hewitt)和弗莱特(Flett)将完美主义概括为以下三种类型。[5]

1. 自我导向型完美主义
2. 他人导向型完美主义
3. 社会设定型完美主义

自我导向型完美主义是这三种完美主义中最著名的一种,如果你问起完美主义是什么,大多数人都会这样描述。这种类型的完美主义是指我们对自己保持高要求，如果我们达不到要求，就会进行自我批评。他人导向型完美主义是指我们期望周围的人（我们的家人、朋友或同事）以高标准来要求他们自己，并像我们一样行事。社会设定型完美主义是指我们认为周围的人（家人、朋友和同事）对我们抱有完美主义的期望。

了解完美主义的三种类型对理解自己的人格特质非常重要。这是我的许多来访者都在纠结的问题，我认为，这种现象比我们想象的更为普遍。为了帮助你对此形成自己的想法，让我与你分享一位女性对完美主义的叙述。在阅读过程中，请扪心自问，你是否能体会到其中的细腻情感。

完美主义的恶性循环

这是一个女人的故事，她对自己和他人都有着很高的期望。在工作中，她很难把任务委派给同事，因为她相信自己会做得更好。她喜欢"一切尽在掌握之中"的感觉。这样，事情就不会出什么差错。

但是，这意味着她有承担过多事情的倾向，因此她会很难跟上节奏。这可能会导致她犯一些简单的错误，然后过度责备自己。这反过来又触发了她的潜在核心信念，即自己不够好。这又意味着她会进一步拖延，偶尔会错过最后期限。这是一种自我实现的预言。

在家里，她有时会感到怨恨，因为她的伴侣似乎从来都不像她那样勤劳地做家务。但当他试图帮她做家务时，她往往会对他的努力提出批评，这可能会引起一些紧张局势。而有些时候，她的反应可能会完全不同，当她看到他开始做家务时，她会表示歉意，因为她觉得这些应该是她一个人的责任，而且她认为她的伴侣也这么想。

她的高期望有时会延伸到子女们身上。对于他们"应该"为自己做些什么，她有她的想法，并可能因此感到沮丧，认为子女们故意不按她的要求去做。她有继子女，经常因此而头疼，因为他们认为她算不上"慈母"，更糟糕的是，他们甚至觉得她就是那种刻板印象里的恶毒继母。

她对自己的完美主义和其他关系模式有着高于平均水平的自我意识。然而，这并不意味着她总能轻易地抓住自己的弱点并改变自己的行为。

在刚刚给出的例子中，三种类型的完美主义都有所表现。然而，最让我感兴趣的是社会设定型完美主义。在这种情况下，她认为她的伴侣希望她在家里表现出完美主义。顺便说一句，她的伴侣并不这样认为。

我是怎么知道的？因为那个女人就是我。你肯定没想到，是吧？完美主义是我心理症结的"一种底色"，如影随形，成为经年难解的困局。它是对我害怕失败的反应，与我所接触的竞争环境有关，比如体育和心理学专业。我还倾向于把自己的需求最小化，以他人的需求为重，并为他人的感受负责。这也是我的童年调适的众多影响之一。

现在，假如我的父母在读这篇文章，或者你们自己在质疑将目前的行为归咎于童年、延伸至父母或其他主要照顾者是否合理，我想在这里强调一些重要的事情。我的工作不是将责任外部化。我是在承担责任，但我承担的不是那种原本不属于我却被我揽在自己身上的责任。

让我进一步解释一下。我的心理问题之所以存在，是因为我的某些行为是别人示范给我的，这一点是肯定的。我母亲的父母也对她寄予了很高的期望，从这个角度来看，我们可以看到我们的心理伪装具有代际性的特点（我们将在第六章中详细讨论这一点）。然而，这种追求完美和压抑自身需求的行为是在一个充满爱和支持的家庭中形成的，那里也展示了其他非常积极的、适应性强的有益行为。我知道这并不适用于每个人，但通常我们的父母只是用他们当时拥有的资源、知识和精力，尽他们所能做到最好。如今我也为人父母，我常常怀着最好的意愿去做事情，但有时还是会做得不够好。

但有些事情你应该知道：

我们的人际关系中出现的裂痕，永远没有我们选择的修复方式重要。

我选择通过质疑那些曾经对我有用但已经不再有效的行为策略，来修复我与自己和他人相处的方式。我的父母并不是"罪魁祸首"，他们是我和我的故事的一部分，就像他们的父母是他们的一部分一样。要想改变这一切，我们需要掌握主动权，对接下来发生的事情负全部责任。作家兼励志演说家梅尔·罗宾斯（Mel Robbins）一语道破天机，她告诉我们："没有人会来救你，只有你自己能救自己。"而好消息是，你可以独自做到这一点。我相信，只要拥有正确的知识和态度，你就能从童年调适和无助的阴影中痊愈。

我的丈夫去世后，我意识到自己的完美主义倾向，以及自己对情绪和真实感受的回避，我决定掌控自己的个人心理。现在，我将自己视为一个正在康复的完美主义者，并在表现出这种特质时迅速加以识别。我正在学习在工作和家庭中释放控制权并委派任务。这种方法也让我有机会展现更好的领导力和更自觉的育儿意识。我更加注意自己的工作量，可以在需要的时候休息，而不会出现内心的自我批评。我所采取的不完美的行动让我的自信心得到了提升，这也帮助我确认了重新塑造的核心信念："我已经足够好了。"

我仍在努力理解这些核心信念最初是如何以及为何形成的。可以看到，在我成长的过程中，我自己和他人对我的期望如何塑造了我的人生。

我还在努力中，还在不断进步，所幸，我现在可以更清楚地看到自己了。

我正在培养对我内心那个"脆弱的小女孩"的同情心，这个小女孩已经习惯了与他人相处的老套模式。有时她会来拜访我，我张开双臂欢迎她，问她："你今天需要什么？"在家里，我和我的现任伴侣现在更像一个团队。我更好地表达了自己的需求，并且放下了一些事情，因为我知道它们并不像我曾经认为的那样重要。最后,我意识到我对孩子们抱有的期望并不总是适合他们的年龄。而对于那些适合他们的任务,我会更加耐心地为他们的学习搭建"脚手架"。现在,我拥抱不完美,相信一切都会好起来,生活的感觉大不一样了。我知道,当你充分审视自己的条件和局限,并意识到哪些地方需要改变时,你也会有这样的体验。

鉴于我刚才与你分享的一切,我希望你想象一下,你也有可能面对不同的现实。在这个现实中,你会完全理解你的成长史如何塑造了你的个人心理和你现在的样子,包括自我适应的方面和无益的方面。我也可以告诉你,改变和个人成长是可能的,我会一步一步地向你展示如何去改变和成长。

当然,完美主义只是我的故事中的一种心理特质。我们个人的心理伪装有无数的表现形式。我想帮助你意识到你自己的心理伪装,不管它们是什么。我的觉醒经历了很多年,最后的催化剂是我丈夫的英年早逝。你可能正处于人生旅程的起点,你不需要等到创伤性的丧失或生活事件发生后才开始内心的改变。

无论你身在何处,我都想牵着你的手,伴你一起奔赴你的心理觉醒之旅。

冲破阻力,不断前进

在第一章结束之际,我希望你从今天开始做一个练习,以审视自己的动机。在图式疗法中（稍后会详细介绍），我们经常会谈论"动机诱因"，即我们想要进行内在工作的原因，这也是开始"自我发展疗法"时需要考虑的一个关键因素。

下面的练习将鼓励你理解为什么你想做这项工作。是因为你陷入了似乎无法摆脱的焦虑或抑郁的恶性循环吗？是因为你想要明白自己的心理是如何影响你的育儿、人际关系或工作生涯的吗？也许做这项工作是你生活中一直缺乏的自我照顾的终极行为，又或者，对自己有更深入的了解可能会消除那些困扰你的局限因素，让你相信自己有可能做到什么。无论你的"缘由"是什么，请把"做练习"看作你对自己承诺的一部分。现在，你终于开启了一段有意义的旅程，再也没有回头路了。

我想知道，这对你来说是不是很可怕？我曾经有过一个来访者，在刚接受了几次心理治疗后，有一天，他来的时候看起来愤愤不平。当我们探讨这个问题时，他承认了自己的愤怒。他告诉我，他获得了新的视角。他再也无法躲在自己多年前围绕创伤性生活事件所编造的辩护性叙事的背后了。他终于看清了这些事件的本质、意义，以及他在一生中努力应对这些事件的方式。他的愤怒是一种回应，因为他知道，他现在再也不能无视这种新的叙事视角了。

自我发展疗法的工作是强大的，你必须做好准备。
只有你自己知道你是否准备好了。

综上所述，现在我坚信，动机是我们听过的最大的谎言之一。在过去 20 年的临床实践中,与来访者的密切接触让我了解到,人们通常不会主动改变自己的行为。自律很难。而且,这会带来阻力,你需要做好心理准备。在改变的过程中,感受到阻力是正常的,且在意料之中,这并不意味着你应该放弃。当有人要求我们去改变,而我们的反应是否认或最小化我们的问题以及我们的个人责任时,阻力就会出现。我们可能会注意到一些产生阻力的行为,比如,崇尚完美主义、批评治疗师或治疗方式、喜欢自我批评、希望别人认为自己独立且无敌。不出所料,羞耻感是人们产生阻力的核心原因。[6]

绿洲乐队(Oasis)是我丈夫最喜欢的乐队之一。他几乎把这个乐队每首歌的每句歌词都背熟了。在你们往下读之前,我想向你们介绍绿洲乐队唱过的一句歌词:"冲破它,不断前进。"这里的"它"指的是什么?阻力!

"冲破阻力,不断前进"是心理治疗师在心理治疗工作中常用的短语。这个短语最初是由临床心理学家米勒(Miller)和罗尔尼克(Rollnick)创造的,他们使用"动机访谈"来帮助那些试图戒烟的人。[7]

> 当你试图以不同的方式做事时,自然会遇到一些阻力,这也是意料之中的事。

一些人可能处于"前沉思阶段",从未考虑过建立心理意识是他们需要做的事情。还有一些人可能对做心理治疗工作和做出改变持矛盾情绪。例如,你可能有充分的理由去做这项工作和做出改变，也可能有同样充分的理由不去做这项工作和不做出改变。无论你处于人生的哪一个阶段，我都希望这本书能陪伴你一路前行。让我们现在就迈出第一步，反思自己做出改变的理由，准备好去做心理治疗工作，这将帮助你从感觉崩溃的境地走向光明的未来。

动机练习

在进入第二章之前，你需要考虑以下几个问题。请花一些时间思考，并在日志中写下你的答案。

1. 你对本章提出的观点的直接反应是什么？你的主要想法和感受是什么？
2. 对你来说有什么明显的阻力吗？
3. 你认为这些方面的阻力对你有什么作用？
4. 如果你渴望了解自己的心理，你这样做的动机是什么？
5. 在此之前，是什么阻碍了你做心理治疗工作或理解心理学？
6. 从开始有意识地关注自己的心理故事这一过程中，你已经对自己的心理故事有了哪些认识？

第二章　认识自己

"心理感受性"（PM）这一概念与心理学领域密切相关，但在我看来，它很少受到应有的重视。当我决定是否接受某人为治疗对象时，这是我首先考虑的事情之一。为什么？因为你的心理感受性越强，你就越有可能投入到治疗过程当中，并做出持久的改变。相反，如果你的心理感受性不强，需要从头建立，那可能会影响治疗进程以及治疗的成功率。

就像生活中的大多数事情一样，我们的心理感受性水平也有高低之分。研究人员发现，那些具有高度心理感受性的人（高 PM 者）懂得心理构念对我们的整体功能和心理健康至关重要。然而，今天的我们很少有人考虑过自己的心理感受性如何，以及这可能会如何影响我们对生活的满意度。这就是为什么我要在这一章中概述什么是心理感受性、为什么心理感受性对我们的幸福指数至关重要，以及如何培养心理感受性。

心理感受性被定义为"通过与他人讨论自己的问题，在一定程度上了解自己的感受，从而能够洞察自己和他人的思想、情感和行为的意义和动机，并有能力做出改变"。[1] 因此，心理感受性不仅关乎自我，也关乎我们对自己为什么会有这样的想法和感受的解读，还关乎我们理解他人的能力。

理解他人的动机和感受的能力也被称为"观点采择"。也就是说，能够设身处地地为他人着想，从他人的角度去探索事物。我认为，观点采择的能力具有适应性，且对我们人类有帮助，这是有道理的。它能让我们在人际关系中更成功地发挥作用，因为我们寻求理解他人，并因此改变我们与他人的关系。

理解自我和他人的重要性再怎么强调也不为过，这是一种反思过去和现在的人际关系经验的机制。

例如，如果你的心理感受性很弱，那么，你会错过重要线索，无法理解别人的动机，也许还会就你与他人的经历得出结论，而这些结论可能会加剧你心理上的痛苦。我们从事物中获取的意义很重要，当我们的心理感受性很弱时，在脑海中形成的关于过去的经历和人际关系的叙述就可能有缺陷，甚至是错误的。

在此，我还想说的是，与其他人相比，神经多样性人士在"观点采择"方面可能会更加吃力。例如，多动症和自闭症患者的"心理理论"（即通过将心理状态归因于他人来理解他人的能力）会受到损害，某些心理障碍（比如神经性厌食症）的患者也是如此。[2] 这可能意味着，完全理解他人的观点对这些人而言是非常有挑战性的。因此，如果你自己也是神经多样性人士，或者目前正承受着心理上的痛苦，那就应该意识到这一点，因为这不可避免地会对你的心理感受性产生影响。

作为一名心理学家,我很擅长理解自己和他人的想法与感受。反思这些东西是我的工作。但我也知道,我有一种倾向,就是不给自己的情绪应有的空间。我想知道,有多少人在阅读本书时会发现自己也有类似的模式……

就我而言,我知道,我想过一种非常充实的生活,这意味着我常常认为自己没有足够的时间用于自我反省和情绪处理。然而,这也可能是出于对脆弱的回避,避免我们在面对自己的情绪时感到不自在。

> 我想为更多像你这样的人赋能,帮助你们从心理学的角度思考自己。

培养心理感受性和理解力是一项重要的生活技能,它在你的自我发展之旅中不可忽视。

心理感受性和正念

如果不考虑正念的概念,任何对心理感受性的探索都是残缺不全的。正念就是"关注并意识到当下正在发生的事情的状态"。[3] 近年来,随着"第三波疗法"被主流心理学探索、研究和采用,正念在心理学领域掀起了一股热潮,成为传统认知行为疗法和技术的补充。"第三波疗法"的常用概念包括接纳、灵性,当然还有正念,这些概念起源于东方传统,与传统的西方意识形态相对立。

正念最初被用于一项为期八周的治疗计划，旨在减轻压力。[4]在很多方面，正念练习已经成为一种时尚，但我并不总是相信人们能够理解为什么正念对我们的心理健康如此重要。正念为我们提供了图式疗法所称的"心理调谐"的机会。心理调谐是一种与我们的感受同在，且能感知、认识和真正感受到我们的感受的能力。心理调谐与我之前提到的"情绪回避"恰恰相反。而且，虽然"心理调谐"是一个华丽的名字，却未必是一个花哨的过程。这甚至可能意味着只花几分钟的时间来琢磨你此刻的情绪体验。在本章的最后，我会请你开发自己的调谐练习，以支持你的疗愈之旅。但在此之前，我想告诉你我的第一次正念体验。

在获得心理学本科学位之后，我在英国国家医疗服务系统（NHS）的第一份工作是在一个饮食失调强化小组中帮助体重极轻的神经性厌食症患者。在担任心理学家助理期间，我获得了各种学习机会。正是在这里，我接触到了正念和基于正念的技术。每周，我都会受邀参加正念课程。小组成员包括临床医生、治疗师和饮食失调患者的护理人员。他们聚集在一个天花板很高的大房间里，老练的正念者们会带着瑜伽垫和毯子来到这里，并在地板上坐好。然后脱掉鞋子，袜子从舒适的毯子末端"探"出来。

我对参加这个小组有一种本能的反应：不爽！我记得，当时我很好奇，这些（有些相当资深的）临床医生为何对躺在地上、闭着眼睛、任人一览无余的脆弱姿态毫不在意。我觉得这多少有些不专业。我选择坐在一张高靠背的皮椅上。我没有毯子，也不愿意闭上眼睛，而是试探性地睁开一只眼睛朝房间的另一头偷看。阳光透过高高的窗台洒进来，我依然能闻到这个空间里温暖的霉味。我想安静地坐着，却坐不住。不知从哪里来的瘙痒感让我忍不住去挠，于是我的"正念"魔咒就被打破了。

当然，很多人都是这样做正念练习的，他们觉得正念必须是完美的。我知道我就是这样做的，但这根本行不通……我无法融入正念的脆弱之中。当时，我没有意识到问题出在自己身上，也没有认识到自己正在学习一项新技能，而是将问题外部化，选择相信是正念本身出了问题。我给正念贴上了有点"迷信"的标签，认为它与心理治疗或真正的心理学解读毫无关系。

多年后的今天，我知道了正念的独特之处。正念是在此时此地了解自己心理的关键要素之一。它邀请你远离外部世界，与自己坐在一起，哪怕只有一分钟，真正审视自己当前的内在情绪状态。如果没有当下的正念调谐，我们怎么能回过头来理解我们今天的情绪功能是如何被自己过去的经历设定的呢？而且，需要明确的是，正念不是规定性的。它并不一定意味着要参加集体练习，也不一定意味着瑜伽垫、柔软的毯子和闭上眼睛。它只意味着花时间和自己坐在一起，探索自己的真实感受。选择哪种方式完全取决于你自己。但别搞错了，正念很重要。最后，正念并不总是等同于冥想，当然，冥想中常常包含正念的元素。

最后，我想说的是，在考虑自己和来访者的情绪状态时，我有一个通用的经验法则。那就是，如果我过度思虑、反复琢磨自己的过去，那么我的情绪就更有可能受到影响，我就更容易悲伤或抑郁。如果我担心和纠结自己的未来，那么我就更有可能感到焦虑和不知所措。正念要求我们从对过去和未来的思考中走出来，只停留在当下。这样，我们就能找到满足感。

对我而言，正念就是守护内心平静的一种方式。

过去和现在的交集

关于去看心理医生、治疗师或"精神病学家"，有一个老生常谈的故事。他们会让你坐下，然后说："能跟我聊聊你的童年吗？"这种关于心理治疗工作的观念已经变得如此普遍，以至于人们现在很容易以此揶揄这个行业。但是，为什么我们的童年不是一个有效的起点呢？我们的历史注定会影响我们的未来，我全心全意地相信，我们可以通过讲述自己的故事来疗愈创伤。但要讲述我们的整个人生故事，就得从童年说起。

我确实相信，围绕这个问题对我的专业提出的批评，有一部分还是与"回避"有关。如果你的童年在某种程度上充满了挑战，你当然不一定想重温童年的时光。毕竟，"把我们害怕的事情贬低成垃圾"是一种自我保护机制。说起那些事，会感觉像是重新经历了一遍。事实上，没有人真的想重温他们生命中最痛苦的经历。但是，往事重提也是有价值的。

当你更全面地审视自己从过去的事件中收集到的意义时，你就可以重塑它们了。如果合适的话，你还可以给自己留出空间来处理因此而产生的情绪。在本书的第一部分，我讲述了我丈夫去世当晚的情况，在写这部分内容时我感到十分困难正是出于这个原因。让自己重新回到那些带有情感温度的事件中去是很难的。但是，正如我之前说过的，写作让我一遍又一遍地应对已发生的事情，随着时间的推移，它们衍生出新的意义。现在，读到书中的那一部分时，我不会再像以前那样"哗啦啦"地流眼泪了。这并不是因为我不那么在乎了，而是因为通过反复以一种让人感到安全的方式接触所发生的事情，我对这一事件的情感温度已经降了下来。

我经常遇到这样的来访者，他们第一次和我坐下来谈心的时候会说："我需要帮助，我的情绪很糟糕，但我不需要也不想要谈论我的童年。"有些人比其他人更热衷于自己的观点，这让我对他们在面对脆弱时的开放程度有了初步的印象。我温和地解释为什么我必须了解他们的背景故事，以及他们的生活故事和经历是如何塑造他们的。有些人不想再谈了，有些人则愿意继续。

我可以肯定地说，我们的童年生活很重要，而我作为一名治疗师，目标就是帮助你了解过去与现在的交集。试想一下，你带着折磨人的焦虑来到我的咨询室。焦虑限制了你的日常生活。你在做决定时思虑过度，经常取消与朋友的约会计划，因为你无法面对自己的焦虑。而当你取消计划时，焦虑的情绪会立即得到缓解。尽管如此，你还是希望这种情绪循环能有所不同，因为你知道，当你出去社交时，你会因此而感觉更好。这可能是许多正在阅读本书的人的心理写照。但你们每个人都是独一无二的。这就是为什么我需要了解你们的全部故事。在进行心理评估时，我需要捕捉每个人的独特性。

同样的行为可能会有非常不同的功能，满足不同的个人需求，这因人而异。比方说，当我们深入了解你的童年时，就会发现你的焦虑是在模仿你的父亲。每当你准备离开家时，他都会变得非常紧张，还大喊大叫。你也因此变得焦虑不安了。于是，你领悟到，离开家的时候就是紧张和担忧发作的高峰期。你的情绪体验从未得到承认或认可。

通过全面的心理评估过程，我们发现，你经常觉得自己在父亲面前如履薄冰，而不仅仅在试图离开家的时候。因此，你对他的情绪状态高度警惕，因为你不想惹他生气。成年后，你仍然对他人的情绪反应保持高度警惕。你会尽量让自己的行为减少周围人的痛苦。你也会觉得焦虑的体验难以忍受。在准备出门时，你的大脑和身体仍会回忆起当时那种恐惧和担忧的情绪状态。

也许最近的焦虑是由你生活中的其他压力源引发的，比如，工作上的挑战、人际关系的困局或者养育孩子的恐惧。但不管是什么问题，你都记得那种感觉。焦虑已经存储在你的身体和大脑中。当你感到焦虑时，你会迅速回到过去曾帮助你度过这种时刻的创伤模式，以此来应对困境。这是一种适应性行为，尽管你可能没有意识到这一点，但你已经形成了一种回避这种情绪体验的行为策略。而现在，你已经意识到这种策略并不奏效。

事实上，焦虑往往会随着时间的推移而产生复合效应。每次你回避某件事情，下一次你就会更难以重拾信心去做同样的事情。这就是为什么当人们寻求心理帮助时，他们在那个阶段的生活往往已经很受限了。那么，如何治疗呢？我们通常采用暴露疗法，在认知行为疗法（CBT）的背景下进行。然而，在我看来，如果没有充分了解我们一生当中的焦虑及其背景，仅仅采用暴露疗法可能无法从长远上解决问题。

这就是为什么"心理表述"如此重要。在阅读本书的过程中，你会学习如何建立属于你自己的、独特的"表述模式"，也能领悟到讲述自己的故事的力量，哪怕只是讲给自己听（如果你想更详细地了解我所说的心理表述是什么意思，请参阅第七章）。对一些人来说，问题的根源可能就是情绪低落；对其他人来说，可能是别的原因。无论出现什么问题，只要是导致你寻求帮助的问题，我都将其视为创伤症状，并希望找到问题的根源。而要找到问题的根源，就必须深入挖掘你的故事。

现在，在你开始建立自己的心理表述之前，你需要了解几个关键的概念和理论。第一个概念是，一剂良方的配制需要遵循"生物心理社会模型"。这意味着，生物、心理和社会方面的因素都要考虑在内。生物心理社会模型在理解健康和疾病的过程中考虑到了这些领域的各个方面以及它们之间的相互作用。当我们试图了解自己的心理时，它为我们提供了所需的全景图。

接下来，我们要理解的两个重要概念是"依恋理论"（attachment theory）和"社会学习理论"（social learning theory）。依恋理论最早由英国心理学家约翰·鲍尔比（John Bowlby）于1969年提出，是建立关系疗法的基础。社会学习理论也是关系理论，因为它描述了我们如何通过模仿来学习。但我们还是先探讨依恋理论吧。依恋是婴儿与最早的照顾者建立情感联系并做出回应的过程。这是一种生存机制，确保婴儿与母亲（或其他主要照顾者）建立起密切的情感联系，母亲（或其他主要照顾者）努力满足其对营养、舒适和安全感的需求，婴儿在这一过程中得以生存。更广泛地说，依恋是人类学习如何与自己和他人建立关系的过程。

简单地说，社会学习理论强调的是榜样的作用。1977年，加拿大裔美国心理学家阿尔伯特·班杜拉（Albert Bandura）提出了社会学习理论，该理论概述了观察和复制我们所看到的东西对于学习新事物的重要性。[5] 这也同样适用于我们的人际关系。我们从小就观察并模仿周围的成年人。我们看到他们如何与他人互动和相处，如何与自己互动，如何与我们互动和相处。如此，我们形成了一种关于人际关系如何运作的实用榜样模型,并在日常生活中反复使用该模型。

问题是,有时我们所接受的榜样行为可能是无益的。

这可能意味着,我们最终会一次又一次地使用有缺陷的人际关系蓝图。稍后,我们将更详细地探讨这个问题,并回顾你曾经模仿过哪些榜样,这些榜样也许至今仍在影响着你。

现在,利用心理学知识和理论(包括依恋理论和社会学习理论)进行评估和表述的过程,通常是通过与心理学家或其他治疗师合作来完成的。在良好的治疗过程中,治疗师会向来访者展示这种表述或"故事",以确认是否与他们的经历产生了共鸣。这个过程并不是一成不变的。

同样,你的心理表述也应该与时俱进且充满活力。

毕竟,生活无论如何都要继续,哪怕我们每天都在为应付生活而苦苦挣扎。

破茧而出

我的女儿在她父亲去世七周之后重返校园。这个暑假给了我们一家人相亲相爱和私下哀悼逝者的时间。现在是时候当众道别了,离别之时已近在咫尺。那天早上,当我们来到学校操场时,我就预感到事情不会像我希望的那样发展。对我来说,那天早上,光是鼓起勇气去学校就已经很有挑战性了,因为我们要面对许多想要表达哀悼和瞎打听的人。我只好用"现在不是时候"之类的话去打发别人。我知道，如果人们询问我的遭遇，甚至只是提一下，我都会崩溃的。

我的女儿对这一切有何感受？我只能靠想象才能知道。她才五岁，几周前才失去了爸爸，现在又要和妈妈分开，由新老师照顾，然后和其他孩子在一起生活，这些孩子可能会问她发生了什么事，就像我在进校门时被盘问一样。当其他孩子开始排队进入小学二年级教室时，我的小宝贝紧紧地抱着我。我没有在众目睽睽之下强迫她排队进教室。相反，我让她班上的其他同学先进去，然后把她带到学校办公室的接待区。我和她坐在一起，抚摸着她的手，安慰并提醒她，重新回到常规生活并再次见到她的朋友是多么重要。

后来，我的一个好朋友来接我的女儿去上课。我非常感激这位朋友，她是一个经验丰富的学生辅导员，也是我女儿在校外非常熟悉的一位成年人，她们算是忘年交了。我非常信任她。尽管如此，当她鼓励我的女儿向我告别时，小姑娘还是变得焦躁不安起来。当她催我离开学校时，小姑娘自然也变得声嘶力竭，甚至苦恼悲伤。我使出浑身解数，才没有走到她身边、把她拉近、带她回家，因为我知道，那样做只会拖延不可避免的结果。我想，这就是为人父母的痛苦悖论：既要尽可能与孩子建立安全的依恋关系，又要知道何时分离是重要且必要的。

尽管我的逻辑如此，但当我流着泪走在校园里的时候，我感到自己是世界上最糟糕的母亲。也许你不同意我的做法，但作为父母，我们都只是在尽自己最大的努力。在我看来，让我的女儿回到学校是有帮助的，这是我的理性思考。我还应该说，在新学期开始之前，我已经与校长和她的新老师见过面。我们遇到了一位与我们同病相怜的老师，她也曾在孩提时代失去父母，对我们的困境非常敏感。不得不说，这对我们来说是件幸运的事。我们商定了几项策略，让我的女儿在需要时能够在上课时间尽情悲伤并表达自己的需求，这包括和她最好的朋友一起出去玩。

我讲这个故事是为了说明依恋关系在实际生活中的表现。我和女儿之间有一种安全的依恋关系。在我们的家庭遭受集体创伤后，她被迫与我分开时，这一点显而易见。从很多方面来说，我敢肯定，认为她的痛苦是安全型依恋的标志似乎是违反直觉的。但真正的考验是，尽管在分离时感到痛苦，但她仍然在放学时高兴地等待着我去接她，并且，她在那天学到了极其宝贵的一课。当然，作为她的母亲，我可以让她感到安全和安心，尤其是在经历了像我们那样的创伤之后。然而，真正的教训是，自从她父亲去世，我们的家就变成了束缚她的"茧房"，而如今，她破茧而出，已经能够与我分离，并独自应对自己的痛苦。她从有同感的成年人那里寻求慰藉，并以适合自己年龄的方式处理自己的感受，她知道，我会一直陪在她身边，等着她回家。因为妈妈就是孩子的安全基地。

我的"破茧而出"始于葬礼。从马蒂去世到葬礼结束之间的这段时间,让我思绪万千。17天的艰难困苦,充满了悲伤、文书工作、规划,以及三个孩子现在全靠我照顾的无尽的责任感。我陷入了迷惘,在迷离恍惚中完成了他的悼词。

当这一天到来的时候,我的心已伤痕累累且疲惫不堪。我选择不让孩子们在场,因为我本能地感觉到,那一天我必须专注于自己的需求。他们还太小,我不相信他们的出席会有什么帮助,因为他们的理解能力非常有限。我安排了一个朋友早上来把他们接走。这位朋友是一名小学老师,我知道,她将是我可以依赖的另一个成年人,因为她会调谐孩子们的情感需求,我很感激她。

我一个人度过了大半个上午,为我丈夫的下葬做准备。有几次我怀疑自己是否能面对这一切。我怎么能眼睁睁地看着他被掩埋入土?我讨厌那种在满教堂的人面前出洋相的感觉。就是在这个小小的石头教堂里,我们和我的父母曾在这里许下结婚誓言:"至死不渝。"我想象着人们会注视着我,仔细观察我的面部表情和情绪,期待我做出某种反应。但我把这一切都咽了下去,继续做我该做的事。

当我到达教堂,从殡仪车里爬出来时,母亲迎了上来。突然,我的脑海中闪现出八年前的一幕,我穿着镶有施华洛世奇水晶的婚纱,和父亲一起开着老式劳斯莱斯银云老爷车来到这个地方,母亲穿着绿色的衣服,帽子上插着一根羽毛,她在等着我们。这是我的"闪光灯记忆",我想知道此时此刻母亲是否也有类似的回忆。当她在教堂墓地走近我时,她问道:"你需要爸爸陪着你吗？"仿佛今天的葬礼像之前的婚礼一样，我也需要在父亲的护送下走过教堂的过道。"不。"我立即做出了发自肺腑的回应。当她挽着我的胳膊时，我回答道，"我需要您陪着我。"我想要我的妈妈，妈妈就是我的安全基地。

情绪抑制

我曾经强调过，在我最初的悲伤中，我的情绪是多么难以触碰。而当我触碰它们时，它们又让我感到难以承受。原因是我在大多数时候都很好地抑制了自己的情绪反应。当然，这其中也有一些实际原因。我在悲痛中继续照顾我的三个孩子，每天送他们上学，送他们去托儿所，我给他们穿衣、洗澡，我喂养他们、呵护他们，这意味着我不能总是任由自己的情绪摆布，我不能站在街上或学校操场上哭泣。要做的事情和要完成的任务都是实实在在的。

我还认为，当我们允许自己去感受这种情绪时，就会让引起这种反应的事件变得更加真实。对于我和我的许多来访者而言，我们宁愿否认已发生的事情，或者将其对我们的影响降到最低。

否认是一种保护，直到它不再具有保护作用。

我认为，我的潜意识在担心，如果我允许自己充分表达悲伤，这有可能会毁了我。而我不能让这种情况发生。

有几次，我试着给自己的情绪留出一个宣泄的空间。孩子们一出门，我就刻意拉上窗帘，瘫坐在地板上，不停地呜咽、抽泣，这是对压抑已久的悲伤的一种讨喜的释放方式。我觉得自己很可怜，而这些独自哭泣的"小插曲"给了我一些安慰。

然而，有好几次，这个过程被敲门造访的人打断了。如果可以的话，我会干脆躲起来，但这并不总是可取之举。现在回想起来，我为自己的情绪失控感到羞耻。我担心，别人会认为这是我无法应对伤痛的迹象，因此推断出我无法照顾好自己的孩子。我担心自己看上去就像个精神错乱的人。也许这是一种非理性思考，但对我来说却很真实。因此，我会迅速擦干眼泪，再用清水泼泼脸，希望自己在开门并强颜欢笑时不会给人留下情绪失控的印象。即使在人生中最痛苦的时刻，我也担心我的情绪可能意味着我出了问题，或者我的反应会让其他人"难以承受"，这难道不荒谬吗？

现在，这是我在临床实践中看到的最常见的挑战。无论人们带着什么问题来到我的咨询室，也不管他们的年龄、文化或背景如何，他们往往都热衷于抑制自己的自然情绪反应。为什么呢？原因有很多。因为社会一直以来都告诉我们，某些情绪是软弱的信号。因为当我们的内心最脆弱的一面被暴露出来时，我们会感到羞耻和无助。还因为，在我们的家庭中，某些情绪往往是难以启齿的，甚至被我们的父母恶意中伤，而他们自己也没有能力处理自己的情绪，更无法帮助他们的孩子处理情绪问题。

以这种方式长大的我们会怎样呢？通常情况下，我们缺乏情绪表达的能力，无法调谐自己的情绪世界。我们的情绪引导系统基本上被关闭了，导致我们被迫在很大程度上对自己的感受不闻不问、麻木不仁。当这些感觉变得太过强烈并不可避免地突破我们的承受能力时，我们就会发展出无益的应对策略来进行补偿。我们会找到更复杂的方法来增强我们麻痹自己的能力。

暴饮暴食或不思饮食、酗酒或吸烟都是消除我们情绪的策略，哪怕效果只是暂时的。这些策略也有助于免除我们对自己尽情表达情绪的责任。有时，当我们试图强调积极的情绪以淹没那些难以感受的情绪时，这些策略会给我们带来愉悦感。我们把愉悦的体验作为一种感觉良好的工具。而给我们带来多巴胺冲击的事情很常见，比如，浏览社交媒体、享受性爱、喝大量的咖啡、玩几个小时的游戏，这些都是我们为了应对情绪而可能采取的行为。

归根结底，我们中的许多人之所以在触及自己的情绪时举步维艰，是因为我们从未被教导过如何去做。

鉴于我们的父母在成长过程中可能也没有受过这样的教育，这就形成了一个恶性循环。我们中的许多人从未意识到自己在情绪调谐方面的困难程度，这一点直到我们经历了更大的创伤才会发现。

正念调谐练习

在进入第三章之前，我希望你着手去做一些关于情绪调谐的工作。要想更好地了解自己，并培养自我意识，开发这方面的能力是至关重要的。

因此，我希望你能花一些时间，整理出属于自己的个性化正念调谐练习。为了让你每天都能做到这一点，我希望你在制定适合自己的练习方法之前，先考虑以下几个关键问题。

1. 对你来说，一天中的什么时间最适合把这个练习融入你的日常生活？

2. 练习多长时间才算够，但又不会感觉这是一件苦差事？（也可能只需 3~5 分钟。）

3. 你如何确保自己在繁忙的日常生活中记得调谐当前的情绪状态？也许你可以在手机上设置一个闹钟，或者，你可以在午餐或其他餐后安排"调谐时间"。这将帮助你把这个新习惯叠加到你已经在做的事情上，使它更容易融入你的日程安排中。

4. 在你的日志中，写一个简短的脚本，提醒你如何通过问题来挖掘你的情绪感受。我写了一个正念调谐脚本示例，为你提供样本支持。你也可以从我的网站上下载音频文件，全天播放，或在任何需要正念调谐的时候播放。(你可以点击下面的链接 www.drlaurawilliams.com/attunement 下载音频文件。)

情绪调谐脚本示例

花点时间静下心来,做做深呼吸。找一个舒适的姿势,坐着或躺着,把你的双手舒适地放在你的腿上或腹部。

首先,深吸一口气,填满你的肺部,同时屏住呼吸,然后慢慢呼出,持续几秒钟。接着,呼出一口气。不知道这是不是你今天最深的一次呼吸?注意体验用生命之氧滋养身体的美妙感觉。此时此刻,花点时间切换吸气与呼气,调节你的呼吸。在这一刻,你无须做任何事情,你只需呼吸。

现在,就从这里开始,我希望你能意识到自己的情绪状态。每天只需给自己几分钟的时间来调谐自己的情绪感受,我们就能为自己的心理健康带来改变。这就足够了。

那么,你今天感觉如何?难过吗?情绪低落吗?还是情绪高涨、乐观?你是怒气冲冲还是心事重重?你是否感到不知所措?一旦你确定了此时此刻的情绪是什么,就大声地对自己重复这句话:"我今天感到……(你可以确定的任何情绪)。"例如,你可以说:"我今天感到很难过。"现在就说出来。但要注意,你要确保这是一种情绪,而不是你挑选出来的一个想法。

现在,给自己一些时间去真正地"感受"自己的内心。不要压抑自己的情绪,也不要分散自己的注意力,而是让自己去细细感受。情绪来也匆匆，去也匆匆。你不会总是以此时此刻的方式去感受一切。所以，允许自己去感受，这样有助于你释放自己的情绪。

在确定了自己的情绪状态之后，我想让你思考一下是什么导致了你的这种感觉。你的生活中发生了什么事情，可能会为你目前的情绪状态提供一些线索？你在人际关系中苦苦挣扎过吗？工作中发生了什么好事吗？你觉得自己与周围的人特别亲近还是异常疏远呢？这样思考的目的很简单，就是为了激发你的好奇心，并开始将你的情绪与生活事件联系起来。情绪调谐就像肌肉锻炼一样。如果你每天坚持练习，久而久之，你就会掌握得更好。

最后，慢慢让自己回到房间里。你要调谐好自己的情绪状态，这很可能意味着你今天会更好地满足自己的需求。所以，在新的一天开始时，要知道你已经把自己的情绪和需求放在了首位。

第三章　告别昔日的自己

我很幸运，在获得第一个心理学学士学位之后，一毕业就在苏格兰监狱管理局找到了一份工作。学生时代在波尔蒙特市青少年犯管教所的暑期工作经历无疑为我获得长期职位提供了帮助。这类职位一直是我多年来的梦想，接到入职通知电话的场景我至今仍记忆犹新。我的工作地点在爱丁堡皇家监狱，当地人称之为"索顿监狱"，我的工作内容包括推行犯罪矫正项目。

当时我并没有被吓倒，但现在回想起来，我对自己的信心和愿意投入到经常令人不安的工作中的意愿感到困惑，因为当时我只有 21 岁，懵懂无知且经验不足。有人告诉我，这将是一次宝贵的心理治疗工作的实习机会。仅仅几周后，我递交了身份证，以便进入高墙后面，然后我去配了钥匙，参加了安全培训，这样我就可以在监狱里自由行动了。

我在监狱里主持的小组项目包括使用认知行为疗法和心理学的工作原理来揭开这些人当初为何犯罪的谜团，以及他们将来如何帮助自己戒掉这种犯罪行为。在这个项目中，我们要求犯人完成的一项练习叫作"背景因素"，主要是为了理解他们独特的心路历程。为此，我们要求小组成员考虑他们过去的经历，并在有能力的情况下将这些经历写成书面材料。然后，他们回到小组中，通过朗读来介绍自己的经历。有时，如果他们自己读起来很吃力，或是情绪过于激动，或是害怕展示自己，小组带领者们就会为他们朗读。

这些练习总能打动我，而且，我总能从小组成员那里得到富有同情心的反馈。他们的故事总是关于创伤和苦难的，那是由许多心灵碎片组成的悲剧拼图，揭示了糟糕且易变的人际关系、不健康的依恋和恐惧感。这些人承受了很多，他们的人生因其创伤经历而凋零。他们不自觉地用自己受过的伤害去伤害别人，结果事情败露，如今正受到社会的惩罚。

这些人每天面临的羞耻程度可想而知。你可以从他们以为没人注意时的举止中看出这一点。这一点在拒绝参加治疗小组的囚犯身上体现得尤为明显，因为参加治疗小组就意味着承认自己有罪。这些人并没有被高高的狱墙、厚重的锁门或宽大的铁栅栏囚禁，羞耻感才是他们的监狱。他们用挺起的胸膛和愤怒的举止来掩饰这种强烈的心理反应。

我在普通人群中也看到过这种情况。羞耻感让我们沉默，它让我们想象自己一定是唯一有这种感觉或行为的人，所以我们继续过着不真实的生活，将真实的自我掩盖在过去的层层阴影之下（我们将在第八章对"羞耻感"进行更深入的探讨）。

> 我想知道,有多少人了解羞耻感对我们的影响?
> 它是如何将我们锁在心房深处并扔掉钥匙的?

旧我,新我

考虑到这些人所处的地位,让他们去做心理工作并非易事。担当这些角色的心理学家,往往会遭遇怀疑和警惕的目光。但很显然,要想在监狱中"进步",囚犯们就必须参与各种项目。从本质上讲,如果他们想要和睦相处,获得特权,并被视为遵守规则,那么参与项目就是这个过程中不可或缺的一部分。这就意味着,在管理这些项目的心理学家和我们试图改造的囚犯之间存在着一种权力动态。

许多男性并不想做这项工作,但却意识到这是他们"讨价还价"的筹码。然而,如前所述,参与项目意味着他们要带着负罪感讲述自己的故事,我相信他们中的一些人觉得这个过程相当痛苦。这意味着很多人会露面,但他们的参与可能是肤浅的。

自我保护的本能是强烈的,尤其是那些受过创伤的人。

为了解决这种缺乏意愿的问题,小组内部又引入了"旧我,新我"的概念。这对我们的工作非常有帮助,因为它引入了一个理念，即抛弃旧版本的自己确实是可能的。此外，这个练习让小组成员开始改写他们的生活故事，并对未来的可能性抱有信心。这开始为他们的心理意识搭建"脚手架"，让他们开始为自己设想一个不同的现实。

心理工作和心理治疗之所以如此具有挑战性，其中一个原因是，你需要审视不喜欢的那部分自己，然后将其扼杀掉。我认为这对我所接触的那些囚犯大有帮助，因为这可以让他们脱离过去的自己。然而，改变是极其困难的，原因有很多。首先，审视自己的内心并承认自己的缺陷需要勇气和毅力。我们中的许多人都觉得这样做的威胁性很大，所以我们就在自己周围筑起高墙来抵御这种做法。然后，如果我们度过了这一阶段，就需要自律和坚持来克服我们过去自然而老套的行为反应。如果任由我们身体中那些一直以来保证我们安全的部分枯萎，我们会感到无法忍受，就好像构成我们自己的基本构件正在分崩离析。

有些人在这个节骨眼上选择停下来。他们无法应付这种心理工作带来的情感不适和羞耻感。问题是，你会怎么做？你愿意花自己宝贵的时间来审视自己的内心，剥开自己心理上的层层妆容，了解自己可以放下什么吗？你愿意找出你过去的经历给你带来的局限性吗？如果你已经准备好做这项工作，我想让你知道，它会赋予你力量，尽管一开始你可能感觉不到。它会重振你的自我意识和使命感，让你从任何版本的"个人监狱"中解脱出来。

创伤性丧失

你们中的许多人和我一样，都曾遭受过丧失。有些人可能还没有意识到。然而，遭受丧失是一种普遍的经历。即使没有亲人去世，丧失也会以多种形式存在。分居和离婚、失去友谊、丢掉工作或丧失身份，这些都是丧失。我也曾与那些在失去独立生活能力或孩子离巢时挣扎的人并肩作战。我们失去的童年或许是我们希望拥有的童年，这一点尤其令人伤怀。

我自己的丧失是突如其来的，而且是创伤性的。相关研究人员将"创伤性丧失"定义为"当遭遇某种失去时，你原本对世界运行规律、人际行为准则以及自我认知的所有既定观念都随之崩塌的体验"。[1] 还有一些研究人员进一步指出，这些核心假设被创伤性丧失"炸得支离破碎"。[2] 但是，进入这项工作的途径并没有区别对待。衡量一个人是否达到培养自我认知和追求自我成长的标准并不统一。今天，此时此刻，你在这里阅读这些文字，是因为你想更好地了解自己的心理。

我认为，这是我工作中最吸引人的地方之一。在临床心理学所依据的所有循证疗法中，存在一个普遍的真理：一个人的个人经历不是由教科书告诉我们的东西决定的，而是由他们自己的感知决定的。

心理创伤是因人而异的，一个人觉得伤害性很大的东西，另一个人可能会觉得无关痛痒。

我在监狱里接触的很多人，真的一点也不觉得他们的经历中有什么创伤，他们的生活和生存方式已经成为常态。所以，当一个生活经验和工作经验都有限的 21 岁心理学家敲开你的牢门，要求你谈谈你的创伤时，这不仅会显得很有威胁性，甚至可能会被视为你是在摆出高人一等的架子，这给我制造了另一个需要克服的障碍。

写到这里，我想起了几年前的一位女性来访者，她在成长过程中遭受了严重的忽视。她一直缺乏食物，得不到安慰，情绪也不稳定。尽管她经常被撇下，只能自己照顾自己，但她没有意识到这就是"被忽视"，其他人也没有意识到这一点。她的家庭相对富裕，她的父母身居要职且备受信任。但在紧闭的门后，现实与表象截然不同，但没有人能看到她的痛苦。更关键的是，她自己也看不到。

通过我温和的试探和小心翼翼的询问，她回忆起学生时代的往事，差不多在她 11 岁那年，一位老师发现她连规范化用餐都搞不定。从来没有人教过她如何使用刀叉，也不曾有人教过她如何与他人一起进餐。这位老师很有同情心，手把手地帮助她培养自己的技能。正是在治疗过程中发现的这段回忆，让她终于明白了一切。她所遭遇的创伤和忽视都是真实的。当我给她机会讲述自己的故事时，她的故事对她的影响变得更加明显了，这也是她作为成年人第一次真正听到和看到自己的故事。她呆呆地坐在我的对面，眼泪开始滑落下来。就像监狱里的囚犯都认为自己的生活很正常一样，这个女人也是如此，直到她通过心理治疗工作进行自我验证。她终于明白了自己失去的一切。

乔的故事

乔的故事与我的经历相似,她的丈夫也是在突遭不幸的情况下去世的。有一天,她在收听苏格兰电台康妮·麦克劳克林(Connie McLaughlin)的周日早间节目时偶尔听到了我的故事。当时我受邀在节目中讲述如何应对悲伤。

尽管经历了巨大的丧失和随之而来的情感创伤,乔还是显得热情而投入。她看起来很自信,确信自己来我这里接受心理治疗是为了应对丧亲之痛。然而,她明确表示不愿讨论丧夫之前的经历,因为那与当前无关,所以我们从她感到舒适的地方开始聊。乔在讲述丈夫的离世时,经常会描述法医学细节,这让她释放了大量被压抑的情感。她和我一样,一直都在"应对",因此,个人情感曾一度被置于次要位置。

一天下午,乔的丈夫带着他们心爱的家犬外出散步,但他并没有如期回家。乔联系不上丈夫,开始感到不安。她跳上车,开车去了她感觉他可能会去的地方。随着故事的展开,她谈到自己有一种直觉,觉得发生了可怕的事情。多年来,我听过很多关于创伤的故事,就像我自己以及我之前的很多来访者一样,乔的直觉应验了。当她到达现场并看到警察在场时,她知道自己最担心的事情发生了。警察告诉乔,她的丈夫已经不在了。

> 她讲述了自己的故事，其中的细节也并不罕见。
> 这就是"闪光灯记忆"的工作原理。

如果某段记忆具有重大意义，它往往会以一种其他不那么重要的记忆所没有的方式蚀刻在我们的记忆库中。这就是为什么我们会记得上学的第一天、特殊的生日或亲人的去世等事件。一段有意义的记忆会让人记忆犹新，至于这段记忆是积极的还是消极的，没有人会在乎。

即使是那些与我们自身生活关系不大的事件，也可能具有重要的意义，而这些事件也会被加工成"闪光灯记忆"保留下来。戴安娜王妃的去世、纽约世贸双子塔遭受的恐怖袭击，以及伊拉克战争的第一轮轰炸，都是让我印象深刻的例子。这些事件可以被视为集体创伤。当我们听到这些事件或在电视上看到这些事件发生时，我们往往能记得当时我们在哪里、和谁在一起等与事件本身无关的细节。

当然，个体的创伤记忆也是如此。创伤事件具有重大意义，无论我们是否愿意，它都会塑造或重塑我们对自己、世界和未来的理解和看法。这就是美国精神病学家亚伦·贝克（Aaron Beck）提出的"贝克认知三联征"（Beck's Cognitive Triad）。[3] 创伤会打乱我们的人生轨迹，迫使我们重新评估自己的身份、思维方式和行为方式。通常情况下，我们会得出比之前更消极的评价。至少在一段时间内是这样。

当然，乔因失去丈夫而伤心欲绝，她说丈夫是她一生中唯一可以依靠的人。我继续聆听她的故事，并开始轻声地向她解释，我们对创伤事件的反应，实际上是由我们的过往经历决定的。她也开始小心翼翼地承认，她的童年经历确实在某种程度上压抑了她的情感。她的那些经历教她在这世上如何"应对"，而这些策略并非总是适应性的。

乔在北爱尔兰贝尔法斯特以北45分钟车程的一个天主教家庭长大，当时正值北爱尔兰发生动乱。她承认自己是在"恐惧文化"中长大的，常常不知道下一秒会发生什么。乔在家里的八个兄弟姐妹中排行老七，五个女孩共用一间卧室，日子过得很艰难。乔的母亲很努力地照顾孩子们，但乔告诉我，她的母亲曾明确告诉她，她从未想过生这么多孩子。乔的父亲一直与他的心理疾病做斗争，在贝尔法斯特冲突最激烈的时候，他曾失踪数周。乔承认她小时候很怕父亲，说她父亲是一个易怒的人。

成年后，她能够反思过去，并认为有这么多孩子给她的父母带来了一定程度的压力，因为他们需要努力工作，为孩子们提供生活保障。在成长过程中，乔懂得了感情是不可言说的。现在，乔能够梳理自己的经历，承认小时候的自己是如何受到制约的。孩童时代的生活模式决定了成年后的她常常试图通过讨好来取悦他人。"讨好"本质上是一种行为策略，即始终以牺牲自己的需求为代价来满足他人的需求，以避免遭到反对和批评。乔也曾在自己的母亲身上看到过这种行为模式。然而，虽然她似乎对现实生活感到无奈，但也未必不快乐。

我请乔告诉我,当她更深入地了解自己的心理之后会做些什么,她说:"我最抗拒做的事情就是审视我的心理状态、我的童年经历和我的行为模式,而这些也正是我需要做的事情,我要以此来获得答案,并找到走出悲伤和痛苦的道路。我的童年确实对我仍有影响。我的母亲为了照顾他人而耗尽了自己,以至于精疲力竭、痛苦不堪。我现在知道那不是一个健康的选择,我也可以选择不再通过取悦他人来复制这种选择。我所接受的榜样不必永远影响我的人生模式和行为。我可以打破这些模式,自己选择不同的行为方式。"

乔的话概括了她与脆弱抗争的过程。只有她感到足够安全,可以凑近去看时,她才逐渐看到了穿越悲伤的路线图。乔需要允许自己去分享、去感受,并让自己的情绪得到证实,这是小时候没人鼓励她去做的事情。她也承认自己为了取悦他人而压抑了自己的需求。乔开始通过培养自己的心理感受性和自我意识来优先满足自己的需求。这段经历对她疗愈伤痛弥足珍贵。

在很多方面,乔开始满足自己过去可能一直否认的需求,只要让自己有机会参与心理治疗并让别人见证自己的悲伤就好。在我们治疗期间,乔对我说过的最令人心酸的一件事就是,她觉得自己已经厌倦了悲伤。在我们最后一次会谈中,她总结道:"我想念他。我想念我的团队。"我能读懂她的感受。

感激之情

在我丈夫去世后的最初几天和几个月里，我的家人、朋友以及一些我素不相识的人纷纷伸出援手，他们有人带我的孩子出去玩，有人给我送食品券，让我买东西把冰箱填满，还有人发来充满慰藉的短信。有这么多人在心里牵挂着我，这种感觉令人难以承受。"被人牵挂"是我作为一名心理学家试图向我的来访者传达的关键信息之一。这意味着：你是重要的。你的经历和你正在经历的事情很重要。即使我不在你身边，你也一直在我的心里。

我从我的关系网中得到了看似无穷无尽的支持，对此我的反应是感激之情油然而生。在我极度悲伤、难以想象没有他的日子还能怎么过下去的时候，我竟然还能感受到如此强烈的感激之情，这简直不可思议。我们常常忘记的是，积极情绪和消极情绪是可以共存的。事实上，我的悲伤和感激不仅共存，而且相互依存，两者缺一不可。

我因为过去的生活而感到极度悲伤，同时也特别感激那段日子。我对那段人生和我们共同度过的岁月，以及现在围绕在我身边的爱，怀有一种感激之情，很奇怪，这种感激之情因为失去亲人的沉重感反倒更强烈了。当时我的感激之情非常明显，因为我们遭受了同样的丧失。这是一种我从未真正体验过的强烈感觉。它在我心中沸腾，原始而炽热，填满了我的整个心房。它就像一股情感浪潮，迫使我去寻找情绪背后的理论依据。

这种感激之情是一种积极体验，推动我向前迈进，还鼓励我设想，生活不仅可以继续下去，而且因为我们遭受了这次丧失，生活的各个方面都会变得更好。

我相信，这是我"创伤后成长"之旅的开始。

创伤后成长

我知道，经历创伤性丧失后的积极心理成长似乎有悖常理。我不希望你误认为我在淡化自己或其他人的创伤性生活事件。我会永远悲伤下去，这一点我很清楚。但我再也不会把这样的生活视为理所当然。我再也不会让自己变得渺小，让我的光芒和我在这个世界上的使命变得暗淡。在我悲伤的深处，一个新版本的我诞生了。那是一个胸有成竹、信心十足、值得敬仰的"新我"。

这些积极的心理变化反映了我因创伤性丧失而体验的成长历程。

> 经历过拼搏奋斗和艰难困苦，我们开始在风雨兼程中培养韧性并收获成长。

创伤后成长（PTG）的概念最早是由一众研究者在1995年提出的，指的是在应对极具挑战性的生活环境的过程中所经历的积极的心理变化[4]。当积极的心理变化源于我们一生中所面对的困境和挑战时，这就是"创伤后成长"。创伤实际上可以成为我们的导师或教练。

可以这样类比，当你的肌肉暴露在力量训练项目的压力之下时，肌肉的体积和力量都会增长，日复一日地适应新的现实，奔赴一堂又一堂培训课。研究人员还指出，PTG 包括五个关键领域，即个人能力的提升、优先事项的更改、人际关系的改善、人生观的转变以及心灵的成长。[5] 就我个人而言，我注意到了这些方面的变化，我的生活也因此变得丰富起来。我只能代表我自己说话，但我知道，在最黑暗的时刻，我往往会敞开心扉，接受周围无处不在的光明，这让我感到非常欣慰。

在本书的各个章节中，我们将共同探讨你的心理状况及其形成的原因。在我们结束本书的第一部分时，我希望你考虑一下这两个版本的你自己。首先，"旧"版本的你，你一直以一种可能不利于你心理健康的方式生活。其次，你正在努力实现的"新"版本的你。在完成这个练习和本书的第一部分之后，你将准备好和我一起探索我眼中的关于创伤的真相，并开始将这些知识应用于你自己的经历。

"旧我—新我"练习

这项练习的美妙之处在于，你可以改写自己未来的人生轨迹。但我希望，你首先要关注此时此刻，其次再关注你的未来。

留出一些时间，拿出你的日志本或笔记本。从本质上讲，你要根据下面的写作提示，讲述"旧我"和你希望创造的"新我"的故事。

"旧我"写作提示

- 在过去,你作为"旧我"是如何生活的?
- 对于"旧我",又有何感想?
- 你花时间和谁在一起,这对你有什么影响?
- 你的心理健康状况如何?
- 你的身体健康状况如何?
- 你当时使用了哪些适应不良或无益的应对策略?(这可能包括回避、使用药物来"麻痹自己",或者让自己投入到一段感情中,相信这会"解决"问题。当然,这是因人而异的。)
- 你过去的经历对今天的你有何影响?

"新我"写作提示

- 你想要怎样的生活?
- 你想要什么样的感觉?
- 这个新版本的你会和谁在一起?这会产生什么影响?
- 当你拥抱"新我"时,你的心理健康会受到怎样的积极影响?
- 当你成为"新我"时,你的身体健康会受到怎样的积极影响?
- 作为"新我",你会采取哪些应对策略?
- 你过去的经历是如何促进你的"创伤后成长"的?

第二部分
关于创伤的真相

创伤自救指南
如何摆脱消极模式、修复
人际关系并获得自由

第四章 是什么造就了现在的我们

依恋是一个与童年关系密切相关的概念。如前所述，它是儿童与其主要照顾者在学习与彼此相处的过程中形成的紧密联系。依恋二人组或依恋搭档，可以是父亲和女儿、母亲和儿子，或者是其他任何一种关系组合，在这种关系里，孩子和主要照顾者互动，并且由主要照顾者照顾。而对有些人来说，主要照顾者可能是祖父母、养父母或其他成年人。

但依恋的实质到底是什么呢？在本章中，我们将了解依恋不仅是心理学家在童年时期关注的问题，也是一个持续影响我们成年后如何与自己和他人建立终生关系的过程。我认为，依恋是一种关系印记，一种与他人相处的风格和模式，由我们的父母示范，并印在我们人生的空白页上。这是有道理的，因为我们通过观察周围的人来学习。他们告诉我们该做什么、该怎么做。我们学习了语言沟通和轮流互惠，后者是一种来来回回互惠互动的复杂动态，就像"舞蹈"一样。

同样，当我们得到的反应不那么好时，我们就会通过"负强化"学会不应该做什么。相反，我们通过"正强化"学会重复那些我们受到表扬并得到良好反应的事情。周围人的积极反应会让我们更有可能重复这种行为，而消极反应则会让我们更有可能放弃这种行为。

这种童年调适非常重要，但往往不为人所知。有些成年人很难有意识地将自己"此时此地"的问题和困难与他们的童年调适和依恋关系联系起来，我都说不出我跟这样的成年人打过多少次交道。我认为造成这种情况的部分原因是，童年调适的很多因素都是非语言的。例如，它可能以一个眼神的形式传达千言万语或思绪难平。也许我们看到那个眼神，就读懂了它的意思：我们的父母或照顾者很失望、生气、悲伤或疲惫。我们就像海绵一样，不断吸收这些与主要照顾者的情绪状态有关的信息，并根据所见来调整自己和我们的行为反应。

记住，依恋是一种生存机制，它确保我们会持续得到照顾。即使我们的父母或其他主要照顾者的期望是口头传达的，也不一定意味着我们可以在当时和现在之间建立联系。这就是为什么我希望为你简化那个治疗过程，让你更容易理解过去与现在之间的联系。当支撑这些困难的过程如此微妙且具有挑战性时，作为试图理解事物的人类，我们根本无法建立有助于我们理解的联系。

依恋的过程

鲍尔比的依恋理论指出，作为婴儿，我们天生就有依恋行为,这些行为是为了确保我们身边的依恋对象能够保护我们免受身体和心理上的威胁,鼓励我们安全地探索周围的环境,并帮助我们很好地调节我们的情绪。[1] 这些依恋行为都是婴儿期的反应,比如,我们在需要帮助时会哭——也许我们很冷,需要一条毯子;也许我们饿了,需要被投喂;也许我们感到害怕,需要重新获得安全感。重要的是婴儿的需求是如何被回应的。作为一名临床医生,我经常与那些在成年后面临某种心理障碍的人打交道,我发现,这些人的童年可能有许多核心需求没有得到满足。如果这也适用于你,在你年幼的时候,你对身体和情感安全的需求没有得到满足,那么你在这个世界上的行为方式就会反映出你早年的经历。

如果你在孩提时代没有安全感,那么此时此刻,你就会渴望任何能让你感到安全的东西。

艾米的故事

当我第一次见到艾米时,她告诉我,在过去的一年里,她被各种事情压得喘不过气来。她承认自己内心有着强烈的自我批判意识,这影响了她与孩子相处的时间,也影响了她与丈夫的亲密关系。十多年来,她一直知道自己"不喜欢自己",她一直遭受着身体意象(body image)问题的困扰,她对自己的消极身体意象意味着她不敢穿任何暴露身体的衣服。这在夏天尤其具有挑战性,因为人们期望她穿背心、短裤或泳衣,这进一步增加了她的焦虑感。

在新冠疫情封锁期间，艾米意识到自己的体重增加了一些，并进入了一种恶性循环模式——"前一天晚上大量进食，第二天白天限制饮食"。虽然艾米从未被正式诊断为饮食失调，但她很清楚，暴饮暴食、节制饮食、偶尔试图让自己生病的现象已经出现。艾米经常称体重，以便跟踪自己的减肥效果，她希望自己的体重保持在 8 英石左右（约 51 千克），对她来说，这是一个"挺随意"但"有意义"的体重上限值。

最近，艾米的家庭经历了一场突如其来的丧亲之痛。在这种情况下，她的反应和许多人一样，进入了她所谓的"帮助模式"，她试图帮助更多的家人度过悲痛。这意味着在这段时间里，她无法满足自己的需求，因为她要满足别人的需求。

艾米现在的治疗目标是对自己的身体和外貌形成更健康的看法，改善与孩子和其他家庭成员的关系，并理解自己不敢满足自身需求和饮食失调的习惯模式。最终，艾米希望以一种更健康的方式去满足自己作为成年人的需求。

在谈到她的早年生活时，艾米说，她的父母是脚踏实地的工人阶级，她还有一个姐姐。在高中一年级时，艾米曾遭受过欺凌，她指出，正是从那时起，她开始吃更多的食物来寻求安慰。从很小的时候起，艾米就记得有人拿她和姐姐做比较，在高中时，她的姐姐拒绝和她说话，在艾米看来，这是因为自己"是个丢脸的人"。

她记得，她内心深处一直认为自己"长得丑""不够好"。

大约在同一时间，艾米的母亲在她的父亲（也就是艾米的外公）去世后患上了抑郁症。艾米说，当她16岁离开学校去工作的时候，她觉得自己超重了，于是，一种节食模式占据了上风。

在与父母的关系方面，艾米认为她与母亲的关系最为亲密。不过，艾米也承认，母亲的爱和认可是有条件的。例如，她必须有特定的行为和漂亮的外表才能获得母亲的关注和喜爱。她觉得自己与父亲的联系并不紧密，因为父亲往往缺乏情感，态度生硬，动不动就命令她"加把劲儿"。

在家里，艾米的父母在争吵时都会大喊大叫，偶尔还会发生肢体冲突和推推搡搡的粗暴行为。这让艾米感到愤怒和困惑，她试图应对这些挑战。艾米显然经历了一定程度的"亲职化"（parentification），即父母与孩子的角色互换，孩子过早地扮演起父母的角色。艾米有时会照顾她的母亲，为母亲的负面情绪和抑郁提供倾诉的平台。因此，艾米学会了像父母一样，把母亲的需求放在自己的需求之前，这就形成了一种不良模式，在以后的日子里，她自己的需求被忽视了。

当我想到艾米的情况时，我又想起了自己在做儿童和青少年心理健康服务工作时学到的一些东西。一位主管曾告诉我，永远不要忘记，我们小时候几乎没有控制权。这就是为什么儿童在接受服务时遇到的困难往往会出现在他们可以施加一定程度的控制的领域，如睡眠、上厕所和吃饭，在这些方面，他们拥有一定的自主权，可以选择是否做出我们希望或期望他们做出的行为。

艾米对自己心理障碍的部分描述是这样的：在童年和青少年时期，她曾努力应对自己的生活环境，与父母无法提供的安全和保障做斗争。最初，艾米利用饮食为自己提供在关系环境中缺乏的舒适、安全和保障。当她的体重增加并招致负面关注时，她才意识到自己也可以通过限制饮食来获得同样的安全和保障。于是，她开始在节食和暴饮暴食之间摇摆不定。多年后，这种适应不良的应对模式再次出现，当她再次感到生活失控时，这种模式为她提供了稳定感。而这种压抑自己需求的模式也从未真正消失。

在我治疗艾米的过程中，她开始更好地与丈夫沟通，她之前几乎完全隐瞒了自己的饮食问题和身体意象恐惧。她注意到，这种交流自然而然地促进了他们之间的亲密感，他们也更容易为彼此安排时间。艾米在孩子们的鼓励下开始穿短裤，她还提醒自己，她的身材未必像她认为的那样"糟糕"。这让她可以更自由地和孩子们一起参加活动。

艾米以前一直回避拍照。这让她感到难过，因为这意味着她无法用自己在内的照片完整地记录孩子们的童年。艾米现在接受了"每日自拍"，这是我们共同设计的一个挑战，让她大胆地暴露在人们的视线中，以提升她对自己身材的满意度。她再也不必每天都称体重了。

就艾米压抑自己需求的总体模式而言，接受治疗这一行为本身就是朝着积极方向迈出的一大步。艾米还意识到，她一直对自己的职业不满意。虽然她在治疗开始前就决定换工作，但我认为，通过我们的共同努力，她逐渐理解并相信，她需要给自己自由，满足自己改变工作的需求，这对她的整体幸福感和成就感非常重要。艾米现在能够更好地满足自己的需求，无论这些需求是什么，她都不会感到愧疚。我希望，随着时间的推移，这种良性模式会变得更加容易，因为她会重新撰写自己过去的故事。

人类的核心需求

谈到需求，我们不能不提到美国心理学家亚伯拉罕·马斯洛（Abraham Maslow），他在自己的"五大需求层次模型"中提出了他认为最基本和最核心的人类需求。[2] 位于金字塔底部的是人类对食物、水、氧气、住所、衣服和睡眠的生理需求，这些需求是构建其余需求的基础。他强调的额外需求包括安全和保障、爱和归属感、自尊，以及位于金字塔顶端的"自我实现"，即充分发挥自我潜能的过程。自我实现被认为是心理发展的最高境界。

马斯洛的需求层次理论模型想说明，我们必须先满足低层次（即位于金字塔底部）的需求，然后才能实现更高层次的需求。然而，这并不是完全固定不变的，我们个人的动机也会存在一些差异。总体而言，这个模型帮助心理学领域围绕"哪些需求是重要的"建立了一个框架，并让我们能够使用这个框架作为衡量标准，来了解我们在孩提时代所接受的教育中存在的不足。

社会模仿理论

在我看来，如果不理解"社会模仿理论"（在英国也被称为"社会学习理论"），任何对依恋的解释都是不完整的。接下来，我们开始明白，依恋不仅存在于婴儿早期，也是贯穿一生的人际关系模式。1969 年，斯坦福大学的心理学家阿尔伯特·班杜拉解释说，人格领域的研究人员一致认为，"身份认同是指一个人以另一个人作为榜样来塑造自己的思想、感觉或行为的过程"。[3]

简而言之，在我们成长的过程中，我们会使用早期环境（也就是我们的父母或主要照顾者）为我们提供的模板或榜样。虽然我们没有意识到这一点，但与我们生活在一起的成年人成了我们的模板，教我们"如何"生活和生存。如果那些被我们视为老师的人所教授的课程在某些方面存在偏差或缺陷，那就难免会出现一些挑战。这通常是他们自己内化的依恋模式造成的后果。这样，我们就可以开始看到我们心理的代际性质，即无益的核心信念、关系模式以及心理障碍本身的代代相传。

现在，重要的是要提醒我们自己，如果那些给予我们暗示的人正在以无益的方式思考、感受或行动，我们当然不会意识到这一点。我们只是观察、学习、再创造。因此，我们可能会开始养成一系列无益的行为，随着时间的推移，这些行为会让我们感到疏离、焦虑、抑郁或生病，这与健康依恋的初衷背道而驰。理想的情况是，健康的成年人为我们树立榜样，教我们建立联系和培养安全感的基本构件，给我们留下健康的精神财富。

此外，依恋的力量是强大的。这就是为什么即使我们与所爱之人有过非常负面的经历，我们也很难承认这一点。从生存的角度来看，这是一种适应过程。我们应该希望与我们的亲人保持联系，因为我们的生存一度取决于此。这就是为什么作为成年人，我们可能会发现反思和批判性思考成长过程中的经历是如此具有挑战性。我们认为，父母并没有满足我们年轻时的核心需求，每当我们试图与他们展开对话，就可能体会到这种"不满足"造成的不适。这就是依恋关系在起作用。直到现在，它仍在努力确保你的"生存"。

但有一件事我需要你知道：即使你在孩提时代没有得到安全感、爱和尊重，成年后，你依然有机会得到这些东西。

> 当我们意识到自己已不再处于生死存亡的关头，我们的内部威胁系统可以安全停用时，我们就可以改变叙事方式，让我们的故事变得更加美好。

要做到这一点，我们必须找出自己尚未得到满足的需求，并想方设法去满足这些需求。

人格障碍

在我作为一名临床心理学家的职业生涯中，我曾见过一些心理失调和功能障碍的极端表现，比如重度抑郁症、焦虑症和饮食失调症，等等。贯穿来访者故事的共同线索是，依恋关系的中断或困难，以及心灵创伤的痛苦体验。

人格障碍是我广泛研究的另一个领域。我曾多次目睹过去的阴影如何以这样一种方式出现并塑造人们的人格结构，这让他们很难真诚地与他人交往和联系。人格障碍是一种很难接受的诊断。许多来访者曾向我诉说，在接受为帮助他们而设立的服务时，他们遭遇了同情心的缺失，也没有感同身受的共鸣。事实上，就在不久前，人格障碍还被认为是"不治之症"。换句话说，我们无法为你做任何事，你需要在你经历的关系破裂和痛苦中度过你的人生。这些来访者往往很少得到同情，因为他们的行为迫使其与他人断绝关系。这是一种令人心碎的自我破坏形式，也是健康的依恋需求得不到满足的一种表现。

当我们治疗那些被贴上这一标签的人时，我们可以看到并经常感受到的脱节，反映了临床医师在促进有意义的改变方面的绝望和无助感，以及当来访者早期的依恋关系被如此破坏时，与他们接触是多么困难。如今，情况正在慢慢发生变化。作为临床医生，我们看到人们对人格障碍的看法发生了转变。尤其让我感到欣慰的是语言方面的变化，因为我们现在试图将人格障碍视为"依恋困难"或"复杂创伤"。两者之间的关联性是显而易见的，我们现在知道，某些关系疗法可以有效地治疗这部分人群，比如，杰夫·杨（Jeff Young）的图式疗法或安东尼·赖尔（Anthony Ryle）和伊恩·克尔（Ian Kerr）的认知分析疗法（CAT）。[4]

现在，需要明确的是，大多数人在他们的生活中并没有出现这种程度的失调或功能障碍。但这并不意味着，他们或你们没有经历过这种或那种形式的创伤。这也不意味着，他们不会从通过依恋理论的视角审视自身心理中获益。而且，如果我们如今确实能够帮助那些曾遭受最极端依恋困难和复杂创伤的人随着时间推移而发生改变，那么，当然，无论你在依恋关系的哪个位置，你都可以通过增强意识和理解力，以及改变与自己和他人的相处方式来帮助自己。

创伤倾诉

在我从事的创伤治疗工作中，从经验来看，出现了两类人：一类是难以承认自己过往经历的人，另一类则是愿意承认的人。在后一类人群中，一种经常谈论心理创伤的文化也在逐渐形成。令人欣慰的是，随着心理健康的日益普及，人们越来越乐于谈论自己过去的创伤经历。

然而，随着社交媒体上这一话题的升温，如果我们在分享创伤经历的同时没有改变的意愿，那么这种对话就会变得毫

第四章　是什么造就了现在的我们

无益处。《剑桥词典》将"创伤倾诉"定义为"将自己经历过的问题和情感痛苦详细告诉他人的行为"。有趣的是，这个定义并没有提到任何因为分享创伤经历而产生的行为。尽管我们越来越多地谈论创伤，甚至围绕创伤提出了新的语言和术语，但我不确定我们是否总能意识到，作为一个集体，我们所经历的创伤对我们的行为和由此延伸的人际关系，以及他人对我们的看法产生了怎样的影响。如果我们没有意识到，我们又如何知道我们需要改变什么呢？

这是心理工作中的一个常见问题。对于创伤如何影响我们这一问题缺乏洞察力和自我意识，会促使我们将责任外部化，因为我们试图将责任归咎于自身之外的人。这种指责可能直接指向我们的父母或照顾者、伴侣或朋友，我们认为是我们和他们的共同经历进一步加剧了我们的创伤。然而，我曾多次看到，这种责备并没有给个人承担责任或促进改变留下多少空间。请不要把我自己的观点误认为是缺乏同情心的表现。事实恰恰相反。通常情况下，我们当中受创伤最深的人不得不公开分享他们的经历，因为他们在寻求对自己痛苦的验证。他们的痛苦是真实的，他们早年的生活经历是他们做出这种行为的部分原因。

但是，没有人教过我们的东西，我们是做不到的。因此，当你受到你所信任的成年人的影响和冲击时，在自己的康复过程中扮演一个负责任的角色是非常具有挑战性的，因为这些成年人可能对他们自己都负不起责任。然而，在这种背景下，我们不仅要谈论创伤，还要为创伤做点什么，这一点非常重要。

本书的使命就是帮助你摆脱创伤留下的阴影。

这里还有一个重要的问题，即越来越多的网络对话让人们害怕"打开天窗说亮话"。这个问题是专门针对第一类（难以承认自己的过往经历）人的，他们难以承认自己的过去，因为他们要么一开始就不知道"打开天窗说亮话"，要么害怕这样做。我发现父母尤其如此，他们害怕别人告诉他们，他们把自己学到的这些无益的交往方式传给了孩子，这是在"伤害"孩子。我们对此深信不疑，因此干脆避而不谈。

我还发现，由于网络空间经常会让我们看到那些遭受过最严重创伤的人，这有助于最大限度地减轻我们自身的创伤。我们将自己的经历与陌生人的经历相比较，这让我们变得沉默，我们告诉自己"我的生活并没有那么糟糕"或者"我的父母做得还不错"。我在这里并不是要否认这一现实。但是，正如我之前所说，创伤并不总是源于"大事"（大T）。

小t创伤和大T创伤

在美国，有关创伤的语言包含了解释其严重程度的术语。这种术语在英国使用较少，但我认为它很有用。"大T（大事）创伤"和"小t（小事）创伤"的概念强调了这样一个观点，即创伤不仅仅是社会经常告诉我们的那种极端事件。众所周知，童年时期的性虐待、忽视或身体暴力属于大T创伤。然而，值得庆幸的是，它们不如其他创伤事件常见。如果你没有经历过这些事情，但你仍然觉得你的早期经历以及之后的经历对你的情感发展没有什么特别的帮助或好处，那该怎么办？如果你有这样的感觉，但在大多数情况下，你也拥有父母的爱和支持，那就更令人困惑了。

我的临床实践一次又一次地向我展示了创伤是如何在一个范围内存在的。就像一条正常的曲线一样，经历过更极端的"大T创伤"或根本没有经历过创伤的人，远远少于那些经历过创伤程度在钟形曲线中间某处的人。这意味着，可能有大量的人经历过"小t创伤"，但他们从未承认过。

我们中的大多数人都受过创伤，尽管我们经历的创伤程度可能"较低"，但它仍然影响着我们的生活。

然而，如果我们选择不去关注的话，创伤影响我们的方式可能对我们来说仍然是难以察觉的。想想那些在工作中难以相处的人吧，他们散发出的能量会让人感觉有毒，而他们的行为有时也会与之相符。这些人很可能受到了过去的关系和创伤的影响。他们要么根本没有意识到这一点，要么即使意识到了也无法做出改变，这是我吃了不少苦头才明白的道理。

我在监狱工作时，负责实施一项以预防暴力为重点的长期犯罪行为项目。我当时年轻、敏锐，这是致力于囚犯改造工作所需的关键素质。我很高兴能接触到这类工作，并认真履行自己的职责。我也知道，有些事情必须按照一定的方式去做。

该项目为期7个月，重要的是要确保优先考虑合适的囚犯，因此我对小组成员进行了遴选，我和另外两名狱警主持了面试，以评估哪些囚犯适合参加该项目。

在这个过程中，我意识到另外两名狱警已经完成了几项评估，我觉得这些评估并没有达到他们本可以做到的那么详细，我担心遗漏了一些至关重要的东西。此外，在评估之后，在没有进行团队讨论的情况下，他们决定淘汰几名囚犯。这些决定并非无关紧要，我感到很纠结，不知道该怎么办。我担心这些评估不靠谱，更何况，它们没有经过更广泛的商讨就做了最终决定。我也敏锐地意识到做出正确决定的重要性，知道在这种情况下，协作是多么重要。

我向我的督导师提出了自己的担忧，他也同意我的看法。不出所料，当这两名狱警的上司向他们提出我的疑虑时，他们并没有友好地接受这个挑战。这开启了一段影响我多年的职场经历。虽然我每天还是要和这两位狱警一起工作，但他们几乎不和我说话，而且非常清楚地表明，他们对我提出的问题和与我共事都很不满。这意味着，准备小组会议变得极为困难，有时几乎无法进行。

由于我向督导师反映了这个问题，那两位狱警也对我提出了正式申诉。他们声称我在欺负他们，因为我质疑了他们的工作。我当时刚满23岁，而我发起挑战的这两个人的工龄比我长得多。我打心眼里觉得那些决定太糟糕了，而且我觉得我这么做没毛病，我就是想周全点，保证选拔过程按照高标准进行。然而，每当我走那短短一段路去项目部时，我都感到胆怯，胃里也难受得如同在翻江倒海，一路上反复摆弄着实心金属门的钥匙，一会儿打开，一会儿又锁上。欺负人既不是我的本意，也不是事实。

最终，在支持我的同事的鼓励下，我自己提出了申诉，因为他们看到了欺凌行为的真正源头。这是我迄今为止在工作岗位上经历的最艰难的一年。不久之后，我离开了监狱部门，但在此之前，我完成了整个项目。我转到了国家医疗服务系统，这里的情况大不相同，我感到如释重负，因为我已经摆脱了我所接触到的伤害和压力。

在反思这段经历时，我问了自己一个问题：发生了这样的事情，而我的责任在哪里？我真的在欺负这些人吗？当然不是。然而，到底是什么行为引发了他们的不满反应呢？我知道，从技术上讲，我的做法是正确的。但我能不能换一种方式来做呢？也许能吧。那样会产生不同的结果吗？现在还不清楚。

我可以肯定的是，作为一名心理学家，我在职业生涯初期需要确保一切都正确无误，而且"照章办事"，这与警官们的信念发生了冲突，他们认为在评估潜在小组成员时，他们是正确的，且比我更有经验。我一直被自己的完美主义和一丝不苟的需求驱使。而他们觉得自己被一个更年轻、经验更少、更理想主义的同事批评了，这让他们感到不舒服。

再举最后一个例子，在这些狱警的早期生活中，可能有人对他们进行过批评，甚至可能对他们进行过欺凌。他们都认为自己所处的环境中存在着批评和欺凌，而事实并非如此，因此在面对我的挑战时，他们就会以批评和欺凌的方式来回应。这是他们熟知的方式。他们的行为方式是他们童年的榜样教出来的，而我则努力克服我的完美主义和循规蹈矩的本能，这也是我从自己身上学到的。

我只能说，我再也没有遇到过那样的情形，因为我学会了反思，也明白发生了什么事。

现在，随着时间的流逝，我可以心怀温柔与同情去想象那些狱警们可能的早期经历了，因为我知道，无论如何，这都与我无关，就像我的完美主义与他们无关一样。

关系创伤

正如我们之前讨论过的那样，关系创伤是一种发生在依恋关系本身中的创伤。关系创伤不是一次性事故或自然灾害的结果，而是在与他人建立关系的微妙"舞蹈"中发生的。

有太多的人受到了关系创伤的影响。

然而，由于关系创伤往往不那么极端，因此很难确定是什么造成了关系创伤，或者关系创伤最初是什么样的。

我作为治疗师在与经历过关系创伤的人打交道时所面临的最大挑战之一，就是对这类创伤缺乏认识。许多人会争辩说，我们可能为其打上"关系创伤"标签的那些互动类型，不过是正常的家庭动态，正因如此，关系创伤常常多年都未被察觉。我认为我们中的大多数人都经历过某种程度的关系创伤，而我们从这些经历中所领悟到的意义，会成为我们余生思想、情感和行为的驱动力，除非我们努力去改变现状。对于我们这些有勇气"打开天窗说亮话"的人来说，了解关系创伤和童年经历可以让我们成为更好的成年人、父母、朋友和同事。它还能让我们了解我们所经历的心理上的困难的真正核心根源。这是我们的康庄大道，最终引领我们去理解我们与焦虑、抑郁以及其他心理障碍或困难的抗争。

我曾经在网上分享过一篇关于关系创伤的文章。一位愤怒的评论者告诉我，我把正常的家庭互动病态化了，这不仅于事无补，而且是不负责任的。这并不是什么不寻常的反应，但我认为这本身就说明了问题。通常，像这样的强烈反应表明，这些内容已经触发了那个人以前没有的意识。这可能会让人感到不安，我确实理解，但我想知道这是否也引起了你的共鸣。

通常情况下，当我们意识到之前发生的事情其实并不美好时，就会有很大的触动。

人们难以承认曾受过某种程度的关系创伤的最大原因之一是，他们可能有时也有父母的爱和支持。我们担心，我们会责怪生活中那些尽管有缺点却仍在关爱和照顾我们的人。但这未必是"非此即彼"的情况，还可以"两者兼而有之"。因此，可以说，在大多数情况下，我们的父母爱我们，并在他们当时的知识水平、资源获取能力和自我意识水平的基础上竭尽所能，同时也塑造了一些无益的行为和模式。

贝丝的故事

贝丝来找我，希望了解她在心理健康以及她与她母亲的关系方面所面临的挑战。她是在看到我在社交媒体上发布的一篇关于关系创伤的帖子后开始关注我的，这篇帖子引起了她的共鸣。贝丝意识到，她的童年调适让她很难为自己说话，也很难与他人划清界限。她也有焦虑症问题，并报告了她所感受到的压力在身体上的表现，慢性胃痛是她反复出现的问题。

贝丝出生在英格兰北部。在她四五岁时，全家搬到了苏格兰的阿伯丁，并在那里住了几年。贝丝有一个姐姐，她爸爸上班时，她妈妈在家照顾她们。几年后，贝丝的母亲想搬回英格兰，以便离她的家庭支持网络更近一些。这意味着，到八岁时，贝丝已经上过三所小学了，用她自己的话说，她"永远是新来的女生"。她承认这极大地影响了她的自信心。

全家搬回英格兰后，贝丝的父亲开始经商。不幸的是，生意后来失败了，贝丝的母亲被迫回归职场。贝丝回忆说，母亲经常说起在工作场所被人欺负的事情。成年后，贝丝对母亲生活中经常出现的人际关系困境感到好奇，她想知道，这些问题是否与她母亲对待同事的方式有关。

第四章 是什么造就了现在的我们

上高中时，贝丝一开始觉得交朋友很难。成年后回想起那段时光，她说她自己也认为她在人际交往方面遇到了困难，而且在她的记忆中，生活中没有任何人验证过她当时的情感经历。她最终和一群女孩交了朋友，但也认识到她们都需要支持。由于考试成绩很好，她自己也被别人视为"怪才"。贝丝承认自己是在通过学习能力来寻求肯定和认可。高中毕业后，贝丝被告知，由于家里经济拮据，她不能去远方上大学。

最终，在21岁左右，她搬去和姐姐住在一起，后来她发现姐姐酗酒。当她质疑姐姐的行为时，姐姐指责她"没趣"，还说她"无聊"。贝丝说，当时的生活状况让她感到"非常孤独"。她还感到很悲伤，因为她没有那种一辈子的好朋友，还在家庭关系中苦苦挣扎。她说，这样的感觉一直蔓延到现在。

贝丝的父母在她二十多岁的时候离婚了。她指出，母亲经常提到她在父亲手中遭受的自恋式虐待。然而，贝丝自己对父母关系的看法却与母亲大相径庭。贝丝觉得母亲的叙述并不恰当，她的母亲经常扮演受害者的角色，就像她在工作场所中描述自己是受害者一样。

后来，贝丝在自己的恋爱关系中也经历了挣扎，在一段感情中，她承认自己选择了一个特别糟糕的伴侣。尽管他是个好人，但她无法想象和这个男人共度未来的惨景。然而，这个男人得到了贝丝母亲的"认可"。这意味着她在这段关系中停留的时间可能比她本应停留的时间更长。

贝丝早年的生活经历和持续的家庭动态对她的影响是显

而易见的。虽然贝丝是一个非常聪明能干的女人，但她不怎么自信，觉得每个人都在骗她，或者在故意整她。她害怕现在的伴侣会离开她，也为自己有这种感觉而感到羞耻。在即将详细介绍的图式治疗中，这些具体的挑战与"不信任或虐待"图式或关系模式相吻合。其中的核心信念可能包括"人们不可信赖"或"人们会伤害我"，还有"遗弃"图式。这种模式中的我们可能会假设我们所爱之人总有一天会离开我们。从情感上来说，贝丝在孩提时代明显尝到了被父母抛弃的感觉，而她在成年后所做的一切也都受到了父母的评判。她被母亲的观点和意见控制，但她已经达到了一个生命高度，可以意识到这对她的负面影响了。她压抑了自己的需求以取悦他人。压抑是我们可以从童年调适中捕捉到的一种图式或模式。

在心理治疗过程中，贝丝觉得，无论她做什么，她妈妈总有办法让她觉得自己不好或让她感到愧疚。最近，她开始质疑母亲对她说的不友善或评判的话，以及母亲对她的行为。母亲大声指责她的感觉太挑衅了，因为这有悖于她的童年调适，而且，她和选择无视母亲行为的姐姐明显不同。这给贝丝带来的不适感使她的情绪失调，她因此感觉不自在。

随着贝丝变得越来越坚强，越来越多地挑战母亲的判断和控制，母亲的反应变得恶劣。贝丝不禁怀疑，是不是母亲表现出了自恋的特征，对她自己的行为缺乏洞察力。贝丝现在也是一位母亲，她的孩子们与外婆的关系以及外婆的行为对他们的影响，是她决定解决这些问题的原因之一。她的孩子们开始注意到别人对她说的一些话,她知道,在孩子的情绪发展方面以身作则的重要性,比如,她能接受什么、不能接受什么,能容忍什么、不能容忍什么。

贝丝是一名职业母亲,从事着一份负责任的专业工作,但她的母亲经常告诉她,她应该在家"照顾孩子",当然,她母亲自己就是这样做的。她母亲没想到的是,贝丝照顾孩子的方式包括限制他们与外婆的接触,以减少外婆对他们造成的伤害。贝丝担心自己的反应太过严厉,但她知道,这将给她制定持续策略的时间,以尽量减少与母亲接触带来的影响。这项工作也让贝丝明白,尽管保持这些界限可能很难,但这是必要的,至少在一段时间内是这样。

当贝丝和她父亲进行类似的谈话时,他的反应截然不同。相比之下,他向贝丝道歉,也承认了贝丝童年时遇到的困难。这种对贝丝童年经历的肯定,在某种程度上解决了她当时缺乏情感支持的问题。

透过关系创伤的镜头,贝丝能够看到她的过去,特别是她与母亲的关系,导致她以一种可预见但有时无益的方式与自己和他人相处。最近,她在工作中获得了晋升。但她注意到,保持自信和与他人保持界限对她来说是多么困难。这就是她的心理创伤在今天的表现。贝丝全身心地投入到了解决这个问题所需的内心修炼中,虽然她与母亲的关系仍然充满挑战,但她知道,只要她做好这项工作,并继续毫无保留地满足自己的需求,一切皆有可能。

"你眼中的自己"是什么样的

除了传统意义上的依恋之外,在本章的最后,我还想强调一种依恋。虽然我在很大程度上概述了我对依恋、童年调适和创伤的临床理解,但我也注意到,我们可以对"我们眼中的自己"产生依恋。有时,这种特定信念的力量会让我们困顿多年。关于我们是谁、我们喜欢什么、我们代表什么,我们都被灌输了一种父母投射给我们的故事。我们相信这些,因为爱我们的成年人是这样告诉我们的。这些信念往往会为我们的生活定下基调。好的方面是,你可以提笔创作,为自己重写这段故事。

你学到了什么

花点时间思考以下几点,并在日志中写出你的答案。这将有助于你在本书后面的章节中整理出自己的心理表述。

1. 读完这一章,你对自己的依恋关系和童年调适有什么不同的理解?
2. 你现在对创伤的看法是什么?创伤已经成为你生活的一部分了吗?
3. 关于你自己的童年经历或人生体验,你是否还意识到了什么,从而为你提供了一些线索,让你知道今后可能需要如何处理或改变一些事情?

第五章　深入挖掘

在谈话疗法的世界里，认知行为疗法是为那些与心理问题做斗争的人提供优质治疗不可或缺的一部分。它是其他许多疗法建立的基础，是由美国精神病学家亚伦·贝克和他的女儿朱迪思·贝克（Judith Beck）在1994年开发的。[1] CBT的基本前提是，我们的思想、感觉和行为是相互关联的，如果我们能解决无益或消极的想法，那么，我们就能影响我们的心理感受和随后的行为方式。虽然很多人对"CBT"这个术语或这种疗法本身很熟悉，但我认为有些人可能会误解CBT能够成功治疗的疾病范畴以及它无法满足需求或治疗效果不佳的疾病范围，而这些人可能包括你。

CBT有一个基本的假设，即决定我们个人想法、感觉和反应的最重要因素是我们对生活中某一事件的看法，而不是事件本身。举个经典的例子：你准备去见一个朋友，并和她一起喝咖啡。你期待这一刻已经整整一周了。但在最后一刻，朋友取消了约会，理由是她身体不舒服。现在我们把你拆分成两个角色（A和B），演示一下你对取消约会的两种可能的不同反应……

A对自己说："真可惜，希望她快点好起来，我们可以下个周末再做安排"。（**想法**）A感到失望，但A知道很快还会有另一次咖啡聚会（**感觉**）。A给朋友回短信（**行为**），祝愿她早日康复。相比之下，B对自己说："又来了，她总是放我鸽子。也许她只是不想花时间和我在一起，因为我太依赖别人了"。（**想法**）他感到失望、受伤和尴尬（**感觉**）。他过了几天才回短信（**行为**），但他尽量对已发生的事情轻描淡写，也不询问朋友的健康状况，因为他仍然被自己的情绪困扰。这个例子强调了同一件事情可以被两个人以完全不同的方式感知和做出反应。正是他们对事件的独特而个性化的看法，改变了他们当时的感受和随后的行为。

在本案例中，传统的CBT方法会寻找B的反应中存在的"思维错误"，即读心术（相信自己知道别人在想什么）和灾难化思维（想到最坏的情况）。这种方法的问题在于，即使我们知道B对这件事的看法是因为他一生都被人辜负，被人说成"太依赖别人"，CBT通常也无法解决这个问题。这种治疗更侧重于认知重构和个人重塑，而不是关系重建。这意味着，在CBT中，我们往往在审视自己的思维，并寻求处理潜在的思维方式，而不是过去的经验因素，也许正是这些因素导致我们一开始就有这样的思维方式。

例如，在我的临床实践中，我使用了CBT的基本原则对许多人进行治疗，但我也意识到，它忽略了导致人们以特定方式做出反应的基础关系体验。这通常是因为在 CBT 治疗中，我们通常只关注想法层面的参与和症状的减轻，而不是一直深入研究。CBT 结合了与来访者的合作，以确保共同的治疗目标。此外，我们还期望来访者积极参与，并持续监测其变化。CBT 还要求建立良好的治疗关系，在这种关系的基础上促进有意义的改变。要做到这一点，我们需要向来访者提供真正的"无条件积极关注"。

无条件积极关注（UPR）是所有疗法的精髓，由斯坦利·斯坦尔（Stanley Standal）于 1954 年提出，几年后由心理学家卡尔·罗杰斯（Carl Rogers）推广开来。顺便说一句，卡尔是"以人为中心疗法"的创始人。在实践中，UPR 的意思是，无论来访者给治疗空间带来了什么，我们都要以同理心、非评判性的方式和同情心来满足他们。CBT 还以一些关键组件和概念为基础，比如，核心信念和功能失调性假设，这些都很重要，值得我们去了解和理解。这是因为我们的核心信念和"常用"的功能失调性假设往往是我们对自己此时此刻可能面临的情况的本能反应，通常也是没有帮助的。

核心信念

核心信念是指我们全心全意地相信自己、他人和周围世界是真实的，即使面对相反的证据也深信不疑。这些信念会影响我们对事件的看法，并影响我们在世界中的表现。就拿前面那个例子来说，B 的核心信念可能是"我太依赖别人了""别人会让我失望"。核心信念很难转变，但只要付出时间和努力，也有可能改变。

功能失调性假设

功能失调性假设就像我们生活中遵循的规则，是我们对生活中事件的自动反应。它们通常被表达为"如果……那么"的陈述，源于我们在人生经历中形成的核心信念和图式（关系模式）。例如，B 的功能失调性假设可能是"如果人们让我失望，那么我就毫无价值了"。

负性自动思维和思维错误

负性自动思维是我们在应对生活事件时所产生的想法。它们通常是非理性的、自我批评的，并且与我们已经形成的核心信念一致。思维错误是我们的思维中非常具体的错误，它塑造了我们的行为反应。常见的思维错误（也称为认知歪曲）可能包括：当我们为与自己或自己的过错无关的事情承担责任时，就会把事情个人化，或者把自己的感受归咎于他人。

解读"循证治疗"中的"证"

现在，我想就此表明我的立场。CBT 是心理工作的基础。对于许多心理障碍而言，CBT 作为一种治疗方法，有着很强的证据基础。恐慌症、社交焦虑症和强迫症只是官方推荐采用 CBT 方法治疗的部分问题。

作为苏格兰的一名临床心理学家，在考虑使用哪种治疗方法（或疗法）时，我通常会参考一份名为"矩阵"的文件，该文件由资深临床医生和苏格兰政府共同编制而成。这是一份综合指南，根据心理疾病的严重程度，概述了目前针对心理困难和障碍的证据基础和最佳疗法。任何人都可以在线查看该矩阵（详见 www.matrix.nhs.scot）。除了阅读该指南外，我还鼓励你自己做一些研究，了解你所在的地区可获得和推荐的循证治疗方法。

然而，尽管有证据基础，但对于与我合作过的来访者和服务机构来说，CBT 本身似乎并不总能提供全面的解决方案，它常常让人感觉只是复杂拼图中的一小块而已。我知道，许多在心理健康问题上挣扎的人也会有这种感觉。

梅根的故事

梅根在她的双胞胎女儿开始上学后不久就来找我，她觉得这让她想起了自己过去的一些事情，这些事情她仍需要去梳理。她描述说，她感到情绪低落，被生活压得喘不过气来，希望能更多地掌控自己。她指出，她发现自己很难做到"活在当下""活在这一刻"，并认识到自己的大脑过于活跃，思绪万千。在接受治疗的前几个月，梅根的情绪非常低落，她决定请一段时间的假，把心理健康放在首位。梅根形容自己是"过去的自己"的一个躯壳，她感到身体疲惫不堪，还动不动就激动万分，在家里和治疗过程中经常泪流满面。她还承认，尽管她的丈夫给了她很大的支持，但她还是感觉自己孤苦伶仃。梅根现在希望得到支持，以改善她的情绪，让她感觉更能控制自己，并处理她在生双胞胎时经历的一些事情。她还表示自己小时候看过心理医生，这与过去的某些事件有关。她似乎不确定这与她目前的状况有何关联。

梅根把我带回了她生双胞胎时的情景，她形容那是一段孤独的时光。虽然怀孕是有计划的，但生两个孩子是出乎意料的，梅根记得，一开始知道她怀上双胞胎的消息时，她感到不知所措。当医生宣布梅根怀了双胞胎时，梅根的家人和朋友都很高兴，这也是人之常情。然而，梅根却担心两个孩子的经济成本和护理问题，她还是觉得只生一个孩子好，她本可以一心一意地照顾这一个孩子。然而，她并没有谈论这些感受，因为她对此感到愧疚。后来，这两个女孩早产，需要在特殊护理婴儿病房接受治疗和各种干预，包括肺部发育干预。

今天，在迎来双胞胎女儿五周年之际，梅根意识到，当时得知怀上双胞胎时的震惊、分娩时的痛苦以及此后女儿们多次紧急就医的经历，终于把她折磨到崩溃的边缘。梅根一直担心自己的孩子可能会夭折，她对周围任何可能危及孩子安全的因素都保持着高度警惕。她感觉自己抑郁了，因为她的症状基本上与抑郁症相符。她还承认，当她变得特别焦虑时，脑海中就会浮现"往事重现"的闪回镜头。我们一起认定，她有一个强烈的核心信念，即她感觉自己"不招人喜欢"。

当考虑到情绪低落和抑郁症时，对于轻度到中度抑郁的初始发作，CBT是首选疗法之一。其他适用的干预措施包括引导式自助、行为激活或IPT（人际心理治疗），具体取决于所需的干预强度。然而，在梅根的病例中，还有一些症状表明可能存在创伤后反应。我特别好奇的是，她觉得自己"不招人喜欢"的核心信念是什么时候形成的。这似乎与抑郁症的整体情况不符，因此有必要对梅根进行进一步的评估，以进一步了解她早年的经历，并确定CBT是否能满足她的要求，或者是否需要其他干预方式。

一个疗程接着一个疗程，我慢慢地揭开了梅根的成长历程。梅根承认，她的父母在她很小的时候就分居了，她没有很好地应对家庭生活的这一变化。在探索的过程中，她告诉我，她觉得自己被父亲抛弃了，成年后的她与父亲疏远了，尽管她哥哥仍与父亲保持联系。梅根解释说，她的妈妈也一直在为离婚而挣扎，从来没有向任何人敞开心扉，也没有处理好离婚带来的后果。因此，梅根从母亲那里学会了如何回避情感和压抑情绪。

当我问梅根她母亲还教过她什么时，她告诉了我两件事。

首先，母亲向她灌输了努力工作的重要性；其次，不要动不动就发泄情绪。父母离婚后，梅根一直对妈妈很生气，成年后，她能明白自己是如何责怪母亲的，还时不时地以暴力发泄的形式把气撒在母亲身上，也撒在自己身上。这也是促使她之前去找心理学家的原因。

很明显，梅根需要解决的一个核心困难是，她发现传达自己的真实感受是多么具有挑战性。虽然CBT为我们的工作奠定了基础，但要解决因家庭破裂而加剧的更深层次的关系问题和依恋困难，还需要更多的努力。她对分娩创伤的反应并不是重塑不良认知就能改变的。除了处理与住院经历相关的创伤之外，梅根还需要了解其父母依恋关系破裂（父亲的离开及其随后对单亲母亲育儿的负面影响）为她留下创伤的基本机制，而她的母亲却教导她要避谈创伤事件，要假装伤害不存在。

似乎很清楚的是，孩子的出生激发了梅根强烈的母性本能。她想要保护她们。但更重要的是，孩子出生时的创伤和随后发生的事件揭示了梅根童年时期被掩埋的创伤，以及她认为自己"不招人喜欢"的核心信念的根源。我从许多母亲那里听到过类似的说法：分娩通常会带来创伤，而为人父母的经历本身以及由此唤起的强烈情感，又会让人对自己的童年萌生新的认识。

梅根发现，她很难理解她的父母当时是如何与她相处的，以及她现在是如何努力与自己的女儿积极相处的。在治疗过程中，她能更好地向最亲近的家人表达自己的感受。例如，她能够与母亲谈论过去的事情，以便更多地了解母亲是如何努力应对这些事情的。她也能够更坦诚地与丈夫讨论一些事情，这让她感到与丈夫的联系更紧密，她也不再感到孤独了。

梅根在治疗中需要这种人际关系倾向来理解这一切。随着时间的推移，她开始感觉到为人父母的喜悦，而不是被"害怕可怕的事情发生在女儿们身上"的恐惧束缚。治疗结束后，有一天梅根突然联系我，说她的生活变样了。她重新回到了工作岗位，感觉更能掌控局面了，还和家人一起在海边的大篷车里度过了美好的时光。我想，这可以证明，当生活追着我们跑的时候，放慢脚步、先顾好自己是多么重要。

临床培训和 CBT

在我于爱丁堡大学攻读博士学位期间，贯穿我们整个培训过程的核心模型是认知行为疗法。作为受训者，我们的评估标准是看我们在与来访者一对一的会诊中是否能够很好地遵循 CBT 的原则和方法。有时，我们的导师会亲自到诊室观察我们的表现，他们会和我们一起出现在房间里。有时，我们会录下会诊过程，然后根据 CBT 视角下该疗程的典型预期内容清单对其进行评估。

现在，虽然这一切对于磨炼我们的治疗技巧很有必要也很有帮助，但显而易见的是，在培训期间以及获得毕业证书后的职业生涯中，有时候需要采用比认知行为疗法更为有效的方法。这取决于很多因素，包括来访者本身、现存问题的类型、环境或情况等。

归根结底，当一件事情给人的感觉是如此结构化和规范化时，也许是因为它未切中要害，或漏掉了微妙之处。

当我的临床培训接近尾声时，有一个举措是开放我们接受培训的治疗模式，并引入另一个核心治疗模式。这一壮举受到了各方的欢迎，我选择了认知分析疗法（CAT）。这是一种以 CBT 为基础的模式，但也有很强的基于互惠和依恋的关系成分。这对于我所服务的来访者类型来说是一个很好的契合点，我喜欢从更广泛的关系层面上与来访者进行合作。

CAT 最有用的元素之一就是"映射关系"，并理解我们如何以及为何会发展出与自己和他人相关的特定方式。我所说的这种"映射关系"，在治疗中完全可以起到变革性的作用，因为它能迅速找到问题的症结所在，然后确定如何摆脱我们可能陷入的无益的关系模式和循环。本书后面将要求你完成与你生活中有影响力的人对应的"映射关系图"。

CBT 技能实操

在六年的博士学习生涯中，我经历了结婚、怀孕以及女儿的出生，如今我已成长为一名合格的临床心理学家。在取得资格认定后的执业过程中，我更清楚地看到了 CBT 无法填补的空白。最近，在我的私人执业生涯中，通过在社交媒体上分享我的观点，我听到很多人告诉我，CBT对他们根本不起作用。

我一次又一次地看到，人们可能会因焦虑或情绪低落而接受CBT治疗，这与最新的证据基础是一致的。对一些人来说，这个治疗过程是有效的。他们的焦虑、情绪低落或恐惧症的症状会减轻到可以接受的程度，他们会继续过上正常人的生活，可以定期或在需要时使用我教给他们的策略。对另一些人来说，他们的症状会在短时间内有所改善，但也许六个月后又会卷土重来。我无数次听到这样的故事：对某些人来说，他们经历了心理健康状况不佳和治疗无效的周期性"旋转门"。

有趣的是，我发现，当你只看故事的皮毛时，故事里的人都背负着某种程度的创伤，而这种创伤从未被揭露过，更不用说得到解决了。

在CBT所允许的范围内，很多心理问题产生的核心原因还没有得到充分的处理。我知道很多人在接受CBT时还有另一个问题，即他们认为只是自己的思维出了问题。事实上，CBT中使用的一些术语，比如"思维错误"，就倾向于这一点。它在某种程度上将问题个人化，并暗示你的思维方式在本质上是有问题的，而不是找出并关注由于你的经历而可能导致这种思维产生的地方。

在马蒂去世后的最初一段时间里，我个人经历了各种各样的情绪和感受。其中一些例子尤为突出。第一个例子是马蒂去世的那天早上。几个小时后，在奉命向警方做口供之后，我和最好的一位朋友坐在床上谈心。我们安静地讨论着警方问的问题，试图理清他们说了些什么。我显然受到了"炮弹休克症"式的极度震惊。顺便说一下，"炮弹休克症"一词源自第一次世界大战，经历过这场战争的士兵们因目睹可怕的事件而受到创伤，并出现了创伤后应激障碍（PTSD）的症状。[2] 它指的是我们在经历创伤性事件后所经历的心理混乱和不安。

突然之间，在这团混乱的思绪迷雾中，我意识到马蒂的死对我来说意味着什么。在医院里，我首先想到的是我的孩子们。现在，我坐在床边，就在几个小时前，我们还在这张床上并肩而眠。我让朋友再跟我确认一下，我的理解对不对："这么说，我现在成了寡妇了？"她点了点头，我垂下了头，泪水从脸颊上滑落下来，浸湿了我的下巴，哽咽的喉咙也感到一阵刺痛。

我内心的困惑变得清晰起来，这让我感到既是一种解脱，也是一种终生的惩罚。无数的想法涌入我的脑海："我将独自度过余生"和"我无法承受这一切"。这些想法是一时冲动的反应吗？是的。它们是理性的吗？当然不是。但在那一刻，试图通过重新审视自己的想法来否认或否定自己的自然情感反应（比如"你可以寻求支持，你有朋友和家人可以依靠""你会在准备好的时候遇到合适的人"）是不合适的。现在说这些都为时过早。然而，如果这些想法持续了更长的时间，那么重新审视自己可能会更有用，也更合适。最终，几个月后，我在去看望另一位丧偶的临床心理学家时得到了我所需要的一切，但这并不是认知行为疗法的功劳。

我通过临床培训认识了这位心理学家，他是我实习时的指导老师。我知道他失去了妻子，于是特意去找了他。马蒂去世后的第一年，我去找他做了几次治疗，他住在一个普通的小村庄里，紧挨着斯特林大学，多年前我在那里攻读了第一个心理学学位，这让我感到莫名的欣慰。我期待着那段车程，开车的时候，我常常幻想着周末过后我就能回到大学。我想象着我仍然拥有这一切的人生选择，我的丈夫没有去世，我的孩子也没有失去亲人。我也记得自己内心的对话，发誓在治疗过程中不再哭泣或给人留下"无法应对"的印象，这进一步证明了我的情绪压抑。但一旦置身于安全的治疗空间，我根本无法抑制自己的悲伤和痛苦。

回首往事，当时的我忙得不可开交，还要养育三个悲伤的孩子，很难如约去接受长期的心理治疗。不过，尽管我在治疗过程中表现得混乱不堪（无论是言行还是状态），但我的治疗师似乎总能精准把握我的需求。当我在他那装有舒适软垫椅和高高凸窗的漂亮客厅里失控崩溃时，他停顿了一下，深吸了一口气，然后告诉我："我现在没事了。我遇到了一个合适的人，我很幸福。总有一天，你也会幸福的。"他的话对我来说意义重大，这就足够了。我非常感激他能从我的痛苦中敏锐地捕捉到依恋关系的基础。

我认为，丧偶意味着我再也不会感到真正的快乐，这是一个负性自动假设。他凭直觉就知道我需要听到什么，他突破了我的非理性思维，绕过了我的表述，为我找到了更深层次的关系型意义。他意识到了我对无法应对和失去控制的恐惧，他以自己为载体，温和地唤醒了我的恐惧，肯定并安抚了我，让我从恐惧中得到了治愈和成长。当我写到这里的时候，我为那个感到如此孤独和绝望的我而哭泣，也为治疗中帮我扭转局面的那一顿悟时刻而感激。

关系上的问题需要关系层面的解决方案

这么说，如果 CBT 不是我们所需要的疗法，我们该怎么办呢？说来幸运，在我的职业生涯中，我服务的对象往往情况比较复杂，这让我有机会学习和运用多种不同的心理治疗方法。这些模式能够触及困难问题的核心，而这些困难通常是基于关系和依恋的。

当我们遇到关系上的困难时，我的直觉告诉我，我们需要一个关系层面的解决方案。

尽管认知行为疗法确实试图构思和讲述来访者此时出现这种问题的原因，这或许会包含对问题关系层面的理解，但该疗法本身并不一定允许真正关注关系层面，大多仍停留在思维层面。考虑一下，从 CBT 的角度来看贝丝的经历，她目前的问题就是焦虑。CBT 可能会指出，她的焦虑完全源于她的想法，并试图重构或重组这些想法。虽然 CBT 会承认她与母亲的关系以及这种关系对她核心信念的影响，但其解决重大、潜在的关系问题的能力会受到限制。

互惠

在关系疗法中，互惠是重点。我们帮助人们了解人际关系对他们的情感发展有多么重要，以及在未来将如何继续发挥重要作用。互惠是辩证行为疗法（DBT）的核心组成部分。[3] DBT 由心理学家玛莎·莱恩汉（Marsha Linehan）于 20 世纪 70 年代末创立，通常用于帮助那些在情绪调节等方面有困难的人。

> 互惠本身就包含着一种平等、合作以及在人际关系中相互交流的意识。如果我们在成长过程中没有这种意识，那么，我们的目标就是培养这种意识。

在 DBT 中，我们在治疗中建立的关系就是治疗的载体。互惠涉及健康的依恋关系，而不涉及过度依赖。在日常生活中，这意味着能够与某人建立关系，同时培养外部兴趣以及与其他人的关系。在认知分析疗法中，互惠也被认为是提高人们意识的重要组成部分。其中一个基础概念被称为"互惠角色程序"（RRP）。我通常将其简称为"关系程序"。

现在，我将介绍 RRP 及其在治疗领域的重要性。我在这里的目的是简化术语，以便你在本书的后续章节中将该理论应用于自身。关于 CAT，你需要知道，我们在治疗过程中使用的描述性词语很重要。它们必须与你的个人经验产生共鸣，这样一来，RRP 就可以根据个人情况量身定制。最终，当你使用对你有意义的词语时，它会给你一种真正被倾听和验证的重要感觉。作为一名作家和文字爱好者，还有什么比这更好的呢！

互惠关系

首先，我们需要回到"依恋"这个话题上来。在任何一种关系中，我们都必须有两个相互关联的人。在 CAT 中，RRP 模型描述了这样一种关系：一个人处于顶端或顶位，另一个人处于底端或底位。无论是顶位还是底位，本质上都没有好坏之分。

现在，在依恋关系中，想象一下父母（照顾者）处于顶端，而孩子处于底端。理想情况下，我们希望在依恋过程中，父母给予孩子关爱和支持。如果是这样的话，这个处于底端的孩子就会体会到被爱和被支持的感觉。除了感受到爱和支持之外，成人也会为孩子树立榜样，告诉他们什么是爱和支持。记住，社会模仿理论认为，我们的父母或照顾者会向我们展示某些行为，然后我们会观察和模仿。通过这种方式，我们学会了与爱和支持相关的感受和行为，并可以将这些感受和行为，以及学习到的关系模式带入我们的成年生活。至关重要的是，我们可以向自己和他人表达爱和支持。

但如果我们的经历并不是充满爱和支持呢？或者，如果在得到爱和支持的同时，也受到了很多的控制或批评呢？事实上，这一次，实施批评和控制的成年人正在向那个遭受批评和控制的孩子示范这种行为。这种情况的不同之处在于，这不是一种积极的体验。孩子会有一种被控制和被批评的感觉，这让他们在情感上无法忍受。作为回应，他们可能会寻求逃离这种循环和与之相关的负面情绪。为此，他们可以调整自己的行为，通过默许父母的需要、要求和愿望来降低被批评的可能性。或者，这是真正让我着迷的地方，他们可能会从底端"快速翻转"，迅速爬到顶端。当然，这种情况在成年后更有可能发生，因为成年后的个体有更多的机会这样做。

让我进一步解释一下。记住，孩子也是父母的榜样，如果父母爱批评人，且控制欲极强，孩子就会学习以这种方式行事。这种互惠的关系模式会成为孩子情感储备的一部分，并伴随他们进入成年生活。这意味着，当他们成年后感觉受到某种控制或批评时，他们可能会试图通过取悦他人等方式来摆脱这种循环。或者，他们可能会试图通过控制或批评他人来让自己占据顶位。有时，他们可能会觉得自己在顶位和底位之间徘徊，最终快速翻转180度。毕竟，他们学会了这种模式。

可以理解我的意思吗？且听我讲最后一点。我们可以将学习的关系模式应用于我们与自己的关系中，也可以应用于我们与他人的关系中，这两者往往同时存在。

我们既可以将这些无益的模式内化，也可以将其外化。

在我们的例子中，可能会出现这样的情况：因为接受了照顾者的控制或批评行为，这些孩子在长大成人后可能会变得对自己和他人非常挑剔。

在治疗中，我使用了由安东尼·赖尔和伊恩·克尔提出的RRP模型来进行关系映射，通常能较快地找到来访者人际关系困境的核心症结。[4] 如果一个人因为遭遇批评或控制而受到了刺激（就像上面那个例子），那么，他们很有可能以前也曾有过类似的感受，这就给了我们一个回溯的起点。我们可以开始更详细地考察他们的童年调适，询问一些问题以获取他们生活中关键关系的细节和微妙之处。

在本书的第三部分中，我们将开始把本书前两部分的所有知识整合起来，这样你就可以构建自己独特的心理故事，关系映射也将是其中的一部分。

关系模式与时间

这里需要注意的是，在我们的心理发展过程中，乃至在我们的一生中，我们会形成许多关系模式，在与他人互动时，我们会将这些模式添加到我们的储备中，或从中进行选择。在做本书中的心理工作时，我们试图培养对不健康或无益的行为模式的认识，并减少我们对这些行为模式的依赖，将其作为我们的"常用"行为方式。同时，我们希望加强自己已有的健康关系模式，并强调多使用健康的关系模式取代不健康的关系模式。

这不是一个可以一蹴而就的过程，所以，我想控制一下你们对这件事的期望。

> 太多时候，自我发展和心理工作都被当作应急的权宜之计。我理解人们想要立竿见影的愿望，但这往往会让他们陷入失败的境地。

作为一名临床心理学家，我一直在寻找可以培养知识、意识和不同行为的空白领域。我们需要适度地挑战自己，让自己有足够的动力，同时也让我们有胜券在握的感觉。否则，我们就干脆放弃了。你开始逐渐意识到的关系模式是经过多年发展起来的。事实上，其中一些关系模式甚至可能是代际的，我们将在下一章探讨。假设我们想要迅速改变关系模式的想法是不切实际的，我希望你把这项工作和你希望做出的改变看作一个持续的同化过程。

你学到了什么

花点时间考虑以下几点，并把你的答案写在日志里。这将有助于你在本书后面整理自己的心理表述。

1. 看完这一章，你的总体感想是什么？
2. 你是否感觉到自己生活在某些无益的核心信念当中？
3. 你能找出任何限制你的常见的功能失调性假设或负性自动思维吗？
4. 你觉得你所面临的挑战是否源于你早期的人际关系？

第六章　代际创伤

如果我们要真正了解自己，了解我们的模式源自哪里、形成于何处，那么，我们除了要认识到自己童年可能经历过的关系创伤之外，还必须意识到创伤的代际性。过去的创伤也是关系性的，我们家人的经历会塑造他们自己的世界观、他们对自己和他人的感受，以及他们随后如何教养孩子、如何示范行为以及如何回应我们。这是一种代代相传的关系，本质上是行为性的。

但是，从遗传学上如何讲呢？首先，我们现在越来越了解创伤的生物学本质，以及创伤的经历如何超越关系，成为我们遗传给孩子的基本结构的一部分。我们的创伤实际上储存在我们的 DNA 或基因编码中。这就是我们在原生家庭中经历的代际创伤也可以通过基因遗传下去的机制。那些经历过代际创伤的人可能会受到其家庭成员多年前经历的创伤所产生的症状、反应、模式和心理效应的影响。

这些发现非常重要。首先，它们使我们对创伤产生的过程有了更进一步的了解。其次，我相信，当我们能够承认创伤的部分生物学基础时，就减少了我们经常归咎于他人或归咎于自己的责任。它们为我们提供了一个在逆境中表现出同情心的机会，还鼓励我们承担属于我们的责任并拒绝承担不属于我们的责任。

三代人的代际创伤故事

1931 年，娜恩出生在一个被当地人称为"罗马营地"的小村庄。"营地"位于苏格兰爱丁堡附近，是一个庞大城镇的郊外小型居民区。那里的房子被分配给了当地页岩矿的工头和工人，这是一个繁荣的"社区中的社区"。该矿从土地中开采页岩油，制成石蜡副产品。

娜恩是独生女，父亲是矿上的仓库管理员，母亲是家庭主妇，但结婚前一直在工作。娜恩的父亲曾是一名军人，在第一次世界大战中失去了一条手臂。娜恩和父亲的感情很好，父亲去世后，她深受打击。她成长在一个家庭成员相互扶持、邻里之间关系密切的时代，她的母系表亲和庞大家族在社区和生存方面都扮演着极其重要的角色。她 21 岁结婚，24 岁生下第一个孩子。那个孩子就是我的妈妈，而娜恩就是我的外婆。

在我的印象里，外婆是一个温暖而慈爱的女人，对我们的外表和行为也有很高的期望。我记得我和她一起过夜时，在她家洗澡的情景。她会仔细地帮我洗头、修剪指甲，确保我干净整洁。她总会在暖气片上挂一条柔软蓬松的毛巾，事后用来擦干我和弟弟的身体。然后,我们会惬意地坐在沙发上,吃着烤架上热腾腾的"烤奶酪"和厚厚的面包片,看着电视连续剧《黄金女郎》(*The Golden Girls*)。

对于大多数事情,她都采取了前后矛盾的做法。比如,先抓伤头皮,再用柔软的毛巾帮你揉擦。先发出控制性的命令(主要是出于焦虑),再奉上一碗令人舒心的瓦罐汤供你享用。做事有对有错,而爱与关怀是通过行动而非言语或肢体接触来表达的。她还是一个非常善良的人,常常去看望和帮助比自己不幸的人。她喜欢找陌生人搭讪,也经常和街上的陌生人攀谈。

她经常带我和弟弟戴夫乘公共汽车去爱丁堡,在那里我们会逛逛詹纳斯(Jenners)大百货商店,然后去王子街的麦当劳吃草莓奶昔和咸薯片。我记得有好几次,她似乎非得跟我们谈论街上的那些残疾儿童或无家可归者,在她看来,这些人不如我们幸运。她会大声地告诉我们"你们是多么幸运",不至于落得如此境地,这让我很不舒服。虽然我明白这句话背后的意图是为了让我们懂得感恩,但结果却是让我对自己拥有健壮的身体和回家后可以钻进温暖的被窝而感到羞耻或难堪。我知道我不喜欢那种感觉,我记得我试着避免这些交流。

直到多年以后,当我被分配到一个极其冷门的"法医学习障碍"领域进行临床培训时,我才真正意识到这件事的影响。这涉及那些生来就有认知缺陷,后来又犯罪的人。拿到培训名额时,我当然很高兴,但又担心在这个领域工作五年会有什么感受。最后，我觉得这纯属命运的巧合，也是一个机会，让我得以疗愈自身心理社会发展过程中曾受限的一个方面，而在此之前我对此毫无察觉。在与外婆相处的那些日子里，我所经历的羞耻感促使我要么逃避、要么过度补偿，这取决于当时的情况或你看待我的方式。因此，随着时间的推移，我能够全身心地投入到这些问题中，并改变我无益的应对策略。

但是，我外婆的心理发展究竟是怎么回事？是什么原因促使她去寻找那些不幸的人，并通过承认他们缺乏特权、没有健全的身体或其他感知到的限制来做出补偿？尽管她出身于工人阶级，但她是否意识到自己享有特权？是否感到羞耻？她的父亲在战争中失去了一只手臂，这是否影响了她对残疾人的态度？我们永远无法确切知道，因为我现在不能问她这些问题。在患有痴呆症一段时间后，她于 2018 年去世，只比我丈夫早了六个月。我坐在她的葬礼现场，我的丈夫马蒂紧紧握住我的手，我含泪向外婆道别，却不知道我参加的下一个葬礼将是我丈夫的葬礼，真是太戏剧性了。

我的外婆也就是我们口中的"麦克奶奶"，虽然出身于工人阶级，但在苏格兰"纹章之王"里昂勋爵的办公室里担任私人助理。里昂勋爵负责决定什么样的图案适合出现在盾徽上，因为在苏格兰，盾牌或徽章上的视觉设计旨在描述个人、家庭或组织的故事。在此之前，她曾在一家律师事务所工作。她认真对待自己的角色，工作努力，公平地说，她也相信自己很重要，即使在一个高于自己的阶级结构中也是如此。在我看来，

第六章 代际创伤

她有一种不可动摇的自我意识,知道自己容貌出众,喜欢社交,但尽管如此,她还是一个忧心忡忡的焦虑者。

另一方面,我的外公则显得相当害羞,可能是社交回避型人格。像许多人一样,他会以酒助兴,成功晋升为聚会或派对中的灵魂人物。我的外公在一个有五个兄弟姐妹的家庭中长大。他已经成为一名室内装潢商,尽管他是一个聪明、有智慧、博学的人,但他的自我意识却没有那么坚实。他五十岁出头就因病退休了。可以说,他独处的时候最舒服,而且我敢说,他有一种情绪低落的倾向。但他也有自己的慈爱和善良模式,经常在你离开家的时候,悄悄地把一张10英镑的纸币塞到你的手里。

外公的内向和外婆的外向在育儿方面形成了有趣的对比。我外公晚年会坐在家里看书、看纪录片,用他丰富的词汇量去搞定填字游戏,而我外婆则相反,正如我们苏格兰人所说的那样,她"一刻也闲不住"。她活泼好动、善于社交,低落情绪似乎从不找上门来。虽然我现在不知道其中多少是出于伪装——伪装指的是人们试图掩饰自己的真实情感以融入他人并被他人接受。

我的母亲就是在这段婚姻中出生的。她从小就在父母的熏陶下,对家庭和社区有着类似的认同感。她出生在我外婆小时候生活过的那个村子里,11岁之前一直是独生女。妈妈经常由外婆照顾,她聪明能干、无所不能,什么事都能一手搞定。当然,她是她的亲生父母的产物。她的父母对她寄予厚

109

望，她既内向又外向，还有些焦虑和抑郁倾向，但这些情绪并没有被特别提及。当然，这在一定程度上是时代的产物。在她童年早期，在苏格兰当时的文化背景下，心理健康并不是一个可以公开讨论的话题。

我妈妈天生就比较内向。她一生都在回避任何形式的聚光灯，也不愿占据任何空间。尽管如此，她在学校里表现出色，从小就立志要好好学习。她经常在班上名列前茅，而且听话、守规矩。她是个不折不扣的好女孩。当我和妈妈开始反思她的成长经历时，她不一定能看清她的父母把她推向了哪个方向。不过，她所接收到的信息似乎是含蓄而清晰的。

学业成绩和学习很重要，她明白自己应该遵守规则。

她承认，当她读到高中最后一年时，早先学校教育的光辉对她来说已经开始褪色。优异的学习成绩带给她的满足感也在慢慢减少。因此，她觉得自己并没有像以前那样努力学习，如果一直努力学习的话，她本可以取得更好的成绩。她明白生活中还有其他事情，那时的她也厌倦了学习。

在那个年纪，妈妈并不真正知道自己想要做什么，但尽管如此，她的成绩还是足够好，可以申请去大学读法律。我很好奇，妈妈申请读法律的时候，她自己的妈妈在律师事务所工作，她会不会觉得这是巧合？鉴于她对自己未来职业的不确定，她至少觉得自己这样做有可能是为了取悦家人。对我妈妈来说，显而易见的是，她在开始攻读学位后不久就知道自己并不适合这个专业。离开了安全可靠的家，她感到自己很脆弱。

我妈妈承认，在她的成长过程中，情感表达在她的家里是相当有限的。她的母亲和父亲都不会告诉她他们的感受，安慰性的抚摸和亲昵也不是常态。当时没有使用任何煽情的语言来引导或控制情绪。这时，我们的照顾者会帮助我们很好地管理情绪，首先承认情绪的存在是正常的，其次给予安慰并提出可能有助于调节情绪的策略。用图式疗法的术语来说，我妈妈经历了一定程度的"情感剥夺"。因此，当她在大学里遇到问题时，要公开表达自己的感受，并让别人充分倾听和理解她的感受，对她来说是一个挑战。在她的家庭中，根本没有这种语言和文化。

大学一年级结束时，她告诉父母自己不想读大学了。虽然她在大学里有朋友，但她根本不喜欢这种生活方式，她每个周末都会回家。也许是不了解大学课堂和远离家庭这一安全港湾所带来的真正影响，他们劝她无论如何都要继续学业。不出所料，她还是满足了他们的期望，按他们的规矩行事。有几次，外婆因为担心妈妈而放下工作，专程坐火车去学校看她。但是，尽管目睹了她的不快乐，却不敢说"别在这儿呆了"，也不敢让她终止学业。

最终，两年后，在高度焦虑的状态下，我妈妈再也无法面对她的大学生涯了。她终于回到了家，远离了大学将近一年的时间，带着一种如释重负的叹息和一种并非由她自己造成的失败感，终止了她的法律学位。她与外界隔绝，且伤心欲绝，在她挣扎着要摆脱"自己不够好"和认为自己让别人失望的核心信念时，她的父母并没有能力帮助她。

她说，虽然没有自杀倾向，但她对生活失去了所有兴趣。她的想法最初是外部化的。尽管她感到前所未有的低落和黑暗，但她担心的是她的选择对别人来说意味着什么，进而担心别人和世界上其他人会怎么看她。这是一种不健康但却常见的与世界打交道的方式，即生活在"别人会怎么看我"的恐惧中。正是这种恐惧驱使我的外婆以某种特定的方式展现自己，也让我的母亲羞耻地躲进阴影里。

那我的故事呢？现在我可以告诉你，它既驱使我走向成就，充满自信地进入各种空间；也让我蜷缩在心房的角落里，渴望不被人发现。就这样，代际创伤和关系创伤在我身上留下了令人困惑的烙印。我知道，当我感到"内向"来敲门时，我自己就是一个"矛盾体"，我依然在外面的世界里流连忘返，并努力创造自己的辉煌。我意识到自己的焦虑、偶尔的情绪低落，也知道自己拼命想成为一个做正确的事情的"好女孩"。我意识到了这些想法，我选择以同情之心与之共处。

当我回顾过去的岁月，想起麦克奶奶时，我脑海中突然迸出一个想法。如果我们每个人都有自己的个人纹章，那岂不是会发生翻天覆地的变化？"我们是谁"的实例直观展示，表明了我们家庭的错综复杂，传达了我们所经历的一切以及这些如何塑造了我们。在一块厚重的金属盾牌上绘制一张复杂的地

第六章 代际创伤

图,用来保护我们,并向我们自己和他人解释我们的故事。我想我的麦克奶奶会喜欢这个主意的。

从低谷中走出来后,我妈妈发誓她再也不想这么沮丧了。她看到家人目睹她从生活中退缩,却又感到无能为力,这对家人来说是多么大的伤害。随着时间的流逝,妈妈承认当年的经历让她变得更加坚强和坚韧。她告诉我,如果能够倾诉自己的感受,那么她也许就能与这个世界重新建立联系,她的困境也能更快得到解决。在创伤后成长阶段,我妈妈遇到了我爸爸。她也曾觉得自己配不上他,但有一天,当我妈妈开始更敏锐地倾听自己内心的"健康成年人"时,情况发生了转变(想要了解更多关于"健康成年人"的信息,参见本章后面的小节:发现并发展你的"健康成年人"模式)。

我家的创伤历经了几代人,虽世代相传,却基本不为人知。三代人的关系互动和创伤模式,在我这个女儿兼母亲利用心理学知识唤醒之前发生的事情时达到了顶峰。这并不是为了责备或羞辱我的家人,而是为了承认并自豪地说,我的出身塑造了今天的我,从我外婆那一代到我母亲那一代的隐痛和创伤模式,就像种子一样落地了,并在我的脚下生根发芽。我想,我可能是第一个真正看到悲痛的种子在那里生根发芽的人。

我的创伤既是关系性的,又是代际性的,也是集体性的。它通过我的经历、我的家庭、我的生命机理,以及我成长的社会和文化找到了我。虽然它就是我,我就是它,但我不会让它来定义我。在我40年的人生中,它表现为完美主义和毫不掩饰的批评、控制和期望，以及不懈的奋斗和成就标准。它把我推向了我现在的职业，我反过来也感谢我的职业让我建立了自我意识。这是上天赐予我的礼物。我的"小 t 创伤"存在于大爱的背景之中，而我的"大 T 创伤"（痛失亲夫）揭开了这一切。

生物心理社会模型、素质—应激模型和创伤

在心理学中，我们使用乔治·恩格尔（George Engel）提出的生物心理社会模型来解释我们心理障碍的本质。[1] 我也一直尝试用这个框架来探索和理解心理创伤。首先，这一框架考虑到了创伤的生物学特性，即创伤可以通过遗传的方式代代相传。这可能是由于某些心理障碍的易感性，以及不适应的应对方式。其次，它承认创伤的心理本质，以及我们与他人的关系及其独特的心理伪装对我们的塑造方式。最后，它承认创伤的社会性质，以及我们所生活于其中的更广泛的文化和社会可能在我们的集体性创伤中扮演的角色。因此，生物心理社会模型提供了一种全面看待创伤的综合方法。

在这方面，另一个值得考虑的模式被称为"素质 – 应激模型"（diathesis–Stress model）。[2] 这一模型由美国临床心理学家保罗·米尔（Paul Meehl）于 20 世纪 60 年代提出，被用来解释精神分裂症的出现。简而言之，当素质 – 应激模型出现时，它通过解释潜在的脆弱性（心理素质）如何与我们所经历的应激压力相互作用，从而导致我们患上心理疾病，打破了心

理学界关于"先天遗传与后天环境"的无果辩论。很多事情都可能造成这些潜在的脆弱性。它们可能是生物性的,例如,基因的变异使我们容易出现某些心理障碍。它们也可能是生活事件造成的,比如,失去父母(当然,这对我来说很难接受,因为我知道由于我孩子的经历,他们现在携带着一种我无法控制的应激倾向)。此外,某些个人特质(如特定性格特征),以及社会或情境因素,比如生活在低收入家庭或父母患有心理障碍,都可能使我们更容易陷入困境。

然而,我们必须记住,保护性因素可以减少我们先天倾向的影响,精神疾病并非不可避免。该模式的另一个方面,即应激压力,也可以被视为可变因素。急性应激可能源于某个特定事件,如我的丧偶之痛,也有慢性应激,如虐待关系中的日常挑战。这种模式表明,只有当潜在的脆弱性和应激因素同时造成心理障碍时,才会出现心理挣扎和失调紊乱。

关于你自己的心路历程,我认为重要的是要从不同的生物、心理和社会因素可能对你产生的影响的角度出发来考虑这些模型。在本书后面的章节中,当你构思和表述自己的个人故事时,这些因素将与你息息相关。例如,你是否知道你的家庭成员中有人曾在心理健康问题上挣扎过,并将这些生理弱点遗传给了你?你是否意识到有什么特殊的心理因素,比如人格特质,或者你在成长过程中可能接触到的心理因素?是否有什么社会因素或特殊环境对你产生了影响,例如贫困或重大生活事件?我想让你思考的是,这些因素是如何导致你感到崩溃的。

它们在你的成长过程中扮演了什么角色，以及它们目前对你的生活产生了怎样的影响？

身体和心灵

创伤会让我们高度集中注意力并保持高度警觉。而疗愈则要求我们再次走出困境，放眼更广阔的视野。

丈夫去世后的那几天，我几乎无法正常工作。我睡不着，直到最后一刻才熄灯，但我知道我早上5点就得起床照顾我的双胞胎儿子。我至少有两个星期没有好好吃饭。在马蒂的葬礼上，我看起来又消瘦又憔悴，而且筋疲力尽。这主要是因为我的身体和心灵都承受着巨大的压力。感觉我这是慢性中毒。

几周前我过生日，马蒂送给我一件黑色连体衣（连身裤配上蕾丝紧身胸衣），现在成了我参加葬礼时的宽松衣服，真是讽刺，但这件衣服可以包裹住我的悲恸。我曾多次试图描述那些日子的悲痛感受，但似乎总是词不达意。早上醒来，我的大脑首先想到的是他，晚上入睡时，我对一切都感到恐惧。他的死亡真的吞噬了我的灵魂。我的心沉甸甸的，我的胸腔里就像压了一块重物，每跳动一下都会把我拖垮。当我哭泣的时候，我的心会痛，那种痛既温柔又酸楚。

然而，哭泣能让人释怀。于是，我哭了。晚上，当孩子们躺在床上，不顾自己的痛苦而酣然入睡时，我哭了；白天，当我拉上窗帘，让自己与世隔绝时，我哭了；当朋友或街上的

第六章 代际创伤

人问我过得怎么样时,我哭了。悲伤不仅仅是心灵上的痛苦,对我来说,也是身体上的痛苦。创伤也是如此。

当我们面对创伤性经历所产生的压力时,我们通常会有一种本能的身体反应。

创伤同时存在于我们的身体和心灵中。要想治愈创伤,我们必须找到一种治疗模式,让我们能够同时针对心灵上的和身体上的痛苦进行治疗。

我的家族倾向是焦虑和情绪低落。这些倾向可能储存在我的 DNA 中。我意识到这种失落感是一种慢性应激源,它可能会把我带到一个我根本不愿意去的地方。所以,我开始寻找自助的方法。我知道,我需要活动身体,即使在我不喜欢的时候。我也知道,我需要找到锻炼的目标和意义。除了容易产生心理障碍之外,我还意识到右肩胛骨处有一种持续的疼痛感。我的创伤是通过身体的疼痛来表达的吗?这种疼痛持续了几个月。似乎没有什么可以缓解。然后,突然之间,我就感觉不到疼痛了,就像当初感到疼痛一样突然。

我想,悲伤就是这样。随着时间的推移,它会逐渐消散,有时甚至难以察觉。有一天,我站在灶具旁做饭,令我吃惊的是,我开始哼起歌来,然后一边烹饪一边唱歌。那天很暖和,妈妈出现在了我家的后门。看到我站在那里,她说:"感觉好一点了吗?"我觉得她问的问题有点儿离谱。我怎么可能感觉好一点了呢?但就在那一刻,我突然意识到自己真的感觉好一点了。

无论我们感觉多么糟糕，也无论我们经历了什么，情绪都是暂时的，都是会消逝的。

情绪善变，一时高涨，一时低落，随着时间的推移变得不再那么强烈。这些天，当我感到右肩胛骨那种熟悉的疼痛时，我能感觉到一股悲伤的浪潮涌上了我的心头。我欣然接受悲伤，因为我知道，虽然悲伤会伴随我走完这一生，但实际上，我不会有事的。

创伤和表观遗传学

根据我们现在对创伤的了解，表观遗传学也发挥了一定的作用。试想一下，如果我们长期处于极其有害的压力之下。当身体和大脑试图应对压力时，某些基因就会开启或关闭，从而导致身体的基因表达随着时间的推移而改变。我们的身体确实会因此产生变化，包括我们大脑中的神经通路。如果不加以解决，身体就会出现疾病或大脑本身会出现问题，这可能表现为抑郁、焦虑或其他症状或问题。

这样，当我们有了自己的孩子后，我们改变了的基因就会传给他们，如此循环往复。就像身体健康问题往往有遗传成分一样，我们的带有心理功能障碍或心理创伤的特殊"味道"的遗传密码也会通过遗传序列传递下去。我们的症状、反应和模式也会随之遗传给我们的后代。

第六章　代际创伤

对创伤的反应

为了充分理解我们对创伤的反应，我们必须首先了解一下人体的情绪调节和控制它的系统。我们的神经系统的存在首先是为了对压力做出反应，然后，一旦我们处理好了产生压力的情况，压力就会从我们的身体中消散。

中枢神经系统（CNS）由大脑、脊髓和神经组成，旨在调节我们的思维、感觉和行为。CNS可以细分为多个分支，其中包括副交感神经系统（PNS）和交感神经系统（SNS）。从广义上讲，PNS支配着包括呼吸、消化、唤醒和运动在内的自动功能，基本上就是我们的身体为了生存需要而做的、但不受我们的意识控制或不由自主的一切事情。SNS控制着我们的"战逃"反应（fight-flight response）。

现在，"战逃"反应本质上是一种内在的生存机制，当我们认为自己受到威胁时，这种机制就会发挥作用。通常情况下，导致内化创伤的事件类型可能具有威胁性。它们会让我们以确保自身安全和生存的方式做出反应。

回想一下我自己失去亲人的经历，我记得，在接下来的日子里，我感到无比恐惧。我一直处于过度焦虑的状态，从生理上讲，这是大脑保护我的一种方式。《纳尼亚传奇》（*The Chronicles of Narnia*）的作者C.S.刘易斯（C.S. Lewis）在他的一本小书《卿卿如晤》（*A Grief Observed*）中写道："从来没有人告诉我，悲伤的感觉竟如此像恐惧。我并不害怕，但这种感觉就像害怕一样。"问题在于，实际上它并没有对我构成直接威胁。但这无关紧要，我的神经系统已经被激活，并且像有威胁存在那样在运作。从长远来看，这种过度焦虑的状态对我们没有好处，它所引发的压力可能是极其有害的。

童年的创伤也是如此。小时候，如果你的交感神经系统感知到了环境中的威胁，那么它就处于高度戒备状态。我经常和一些成年人打交道，他们的威胁激活系统从来没有真正关闭过。监狱里的那些人就是一个很好的例子，他们不断地扫描周围的环境，寻找下一个需要回应的威胁，而且总是处于高度亢奋的状态。因此，他们经常被诊断为创伤后应激障碍，正如《精神疾病诊断与统计手册》（DSM-5）所描述的那样，他们会对与过去创伤事件相似的内部线索和外部线索做出反应。这就是创伤让我们陷入困局的原因。"旧的"反应变成了习惯，不一定是由任何真正的威胁驱动的。为了治愈创伤，我们需要认识到自己是否存在这些类型的反应，因此让我们来详细了解一下相关的创伤反应。

"战"和"逃"当然是我多年来在临床上观察到的两种主要的创伤反应。它们描述的行为反应要么是挺身而出（战），要么是落荒而逃（逃）。现在，这些反应可能并不意味着站起来对人拳打脚踢或戏剧性的逃跑，它们可能比这更微妙。例如，对于一些人来说，当过去的创伤被激活时，他们的"战"就是在人际关系中参与冲突模式；而"逃"可能看起来就像是对情绪的一种回避，甚至是在事情变得太艰难时，通过远离人际关系来避免冲突本身。

近年来,作为"战逃反应"这一概念的附属品,其他创伤反应也变得流行起来。其中包括"僵",也就是僵硬地呆立不动。这可能表现为我们难以对未来做出决定,甚至难以做出简单的日常选择。我想提醒大家注意的最后一种反应就是"讨好"。我在前文中已经谈到过这个问题,它主要是指我们为了避免他人的反对和批评而做出的行为。我的许多来访者都承认,这是他们为了应对过于挑剔的父母而制定的一种策略。

图式模式

现在,为了进一步了解创伤反应和模式的概念,我想向你们介绍一下"图式"。我已经提到过,当我发展自己作为一名治疗师的技能时,我很早就知道,我想让自己的技能超越传统的CBT。关系疗法对我来说是完全有意义的,从关系的角度理解人们的故事是我所擅长的。无论是通过认知分析疗法还是基于图式的治疗,我总是希望人们能够理解其背后的原因。

此类心理动力学疗法旨在了解我们的无意识过程和过去未解决的冲突。这些疗法总是让我觉得它们也帮助我理解了自己的故事。"图式"本质上是我们在童年经历中形成的模式,反映了我们所接受的榜样示范。因此,图式疗法的目标是确定我们在哪些无益的图式中运作,并尽可能地摆脱这些图式。最重要的目的是减少图式模式造成的与他人脱节的感觉。

图式疗法最初提出了 18 种早期适应不良的图式。最近，我们又增加了一些图式，这些图式进一步加深了我们对童年创伤如何在生活中显现的临床理解。早期图式的一个例子是"遗弃图式"，在这种图式中，我们害怕被生活中的人拒绝或遗弃，因此会采取各种方式来避免这种可能性。问题在于，"遗弃图式"迫使我们可能采取的许多行为方式，恰恰可能意味着人们最终会拒绝或离开我们，从而导致一种自我实现的模式。还有一种让我和我的很多同事都纠结的图式，那就是"失败图式"，在这种模式下，我们认为自己的努力会失败，与他人相比，我们不够好。这种图式的行为表现就是拖延时间，避免自己的表现受到审查，因此从整体上减少了失败的可能性。

发现并发展你的"健康成年人"模式

当我们在做自我发展工作时，目标似乎是显而易见的。但如果我现在问你，你会告诉我你的目标是什么吗？通常情况下，我们有太多的目标，以至于不知道从哪里开始。或者，反过来说，我们根本就不能确定。

现在，我并不认为这类心理工作是要从根本上改变你的"自我"。相反，我认为这种工作是为了让你改变和成长，同时接受我们过去可能试图隐藏的那部分自我。我还希望你能感觉到自己被看见、被倾听，无论你经历了什么，都会让你感到安心。我不希望你们将自己的经历与他人相比较，或将自己的痛苦最小化。我希望你能感受到自己的价值和力量。我希望让你在现在的状态下感到自己充满价值和力量。

有时，在这项工作中，我们会觉得任务非常艰巨，要达到我们想要的目标所需要的转变也非常巨大，以至于我们很难开始行动。我们可能会读到这些文字，并在其中找到自己的影子，但又会被拖延症束缚，或者在忙碌的生活中无法推动变革。如果你也有这种情况，那么"健康成年人"的概念可能会对你有所帮助。"健康成年人"的概念来自图式疗法，而图式疗法的概念源于杰弗里·杨（Jeffrey Young）和珍妮特·克洛斯科（Janet Klosko）于1994年出版的《重建生命的内在模式》（*Reinventing Your Life*）一书中所描述的"健康成年人"理论。[3]"健康成年人"被认为是我们从更高层次的自我中运作的一种模式。顺便说一下，"更高层次的自我"并不是我在社交媒体上经常看到的那种伪流行心理学概念。当我思考如何实现更高层次的自我成长时，其实指的是这样一个循序渐进的过程：通过持续完善自我，逐步达成先前提到的马斯洛需求层次理论中那些源自内心的需求。记住，处于金字塔顶端的是自我实现，而"健康成年人"则与处于这一最高点的"自我"有关。

你的"健康成年人"知道你的需求是什么，并要求你毫无保留地满足自己的需求。所以，你现在的目标是加强和发展你的"健康成年人"技能和能力。这不是一朝一夕的改变，而是缓慢、稳定、持续的进步。比如，我妈妈年轻时从学校辍学回来差不多一年之后，她开始发掘自己的"健康成年人"，并一直坚持下去，直到找到了回归自我的方法。我自己也必须不断与我的"健康成年人"保持联系，以克服那些偶尔阻碍我的苛刻标准。

我经常向我的来访者提出的一个问题，也许在你与自己的"健康成年人"建立联系时可能对你有用。当面对生活的挑战时，请问自己："我是在以健康成年人的模式行事吗？"如果答案是否定的，那么接下来的问题就是："我正在以哪种模式行事？"

图式疗法在此有进一步的应用，因为当我们建立起自己的意识时，通常就能开始注意到自己的其他模式，并给它们贴上某个标签。例如，图式疗法通常认为，每个人都可以表达核心的儿童模式，这些模式与特定的图式或关系模式相关联。这些模式包括"脆弱的孩子""愤怒的孩子""冲动或不守纪律的孩子"和"快乐的孩子"。其理念是，我们内心的"健康成年人"可以温柔地养育和培养"脆弱的孩子"，管教"愤怒的孩子""冲动或不守纪律的孩子"并为他们设定公平的限制条件，"健康成年人"还可以缓和我们用来掩盖童年未满足需求的其他无益的应对方式。

健康成年人和家庭模式

我感到无比自豪的是，在我写这本书的时候，我和妈妈能够就我们的过去进行一次对话。在谈到她是如何在自己童年所接受的信息背景下教育我时,她承认她经常把注意力放在错误的事情上。如今,这种情况偶尔会以不同的方式表现出来。

事实上,就在那天早上,她还告诉我女儿"一定要坚持上学",此处"坚持"的意思是要好好学习。

女儿反问道:"但如果我不想在学校好好学习呢?"

我妈妈回答说:"但你必须好好学习。"好像这是绝对的真理。她知道这句话也许于事无补,但还是觉得必须说出来,因为这是她所知道的道理,也是别人(她妈妈)告诉她的道理。

我知道我自己也会这样做,而且,你可能也会像我一样,在听到自己的声音并意识到自己已经内化了别人的声音时,也会有这样的体验,就像我经常做的那样:"我说话像我妈妈一样!"当然,这就是榜样的作用:我们开始像我们的榜样那样思考和行动了。

她和我讨论了我们如何紧紧抓住孩子的"成功"不放,以至于我们的行为方式对他们的成功适得其反。我们执着于我们认为他们"应该"做的事情,却忘了问问这些事情是否真的能让他们快乐。我妈妈知道这是什么感觉。她也曾走过这条路。今天,我试着以我女儿的需求为导向,而不是按照"应该"的生活方式或我自己的习惯来养育我的女儿。我真心希望有一天我和她能有一次类似的对话,她会告诉我,这种方法在很大程度上对她很有帮助。

创伤自救指南

如何摆脱消极模式、修复人际关系并获得自由

创伤疗愈工具包

在进入第三部分之前,我希望你能整理出自己的个性化"创伤疗愈工具包"。完成后,它将包含你需要的所有工具和策略,以确保你脚踏实地、精神饱满地完成接下来的工作。

拿出你的日志本,回答下面的问题。

- 如果你之前做过任何自我发展或心理方面的工作,那么,以前有哪些做法能帮助你在工作中获得支持?
- 现在,你还想在创伤疗愈工具包中添加哪些做法?
- 在任何心理工作中,如果你感到你的情绪难以承受,那么,重要的是你要知道如何调节情绪并保持稳定。想出2~3种接地气的做法,并把它们写下来。这些做法可能包括使用引导式冥想练习,或利用融入大自然的力量来中断创伤模式并调节情绪,也许只是简单地与一位值得信赖的朋友分享你遭遇的问题。
- 考虑给自己安排一个责任伙伴,他必须是你信任的人,你可以与他分享你在这项工作中的计划和目标,并定期向他汇报。如果工作变得具有挑战性,他将能够帮助你保持专注,同时还能倾听你的心声。
- 你可能希望加入我的在线社区,并与大家分享你的进步。你可以通过搜索"了解你自己的心理"并提出"加入请求"来申请免费访问。

第三部分
心理疗愈工具包

创伤自救指南
如何摆脱消极模式、修复
人际关系并获得自由

第七章　讲述你自己的故事

当我还是个小女孩的时候，我就喜欢听故事。我喜欢提前猜测后面的剧情，想知道故事的下一步走向。我也很好奇，想弄清楚角色所做的决定，以及他们为什么会有这样的行为。我喜欢看书，爸爸给我做了一个临时的木制储物抽屉，可以装在床底下。我所有的书都放在那里，每天晚上我们都会拉开抽屉，选一个故事，在睡觉前读一会儿。我很珍惜和爸爸在一起的时光。

我最喜欢的一本书非常有趣，在每一章的结尾都会提供多个版本供你选择。不同版本的故事对应着不同的情节与结局。这种设定很简单，却带给我好几个小时的娱乐，因为我们每次都会以不同的版本反复阅读这个故事。奇怪的是，我已记不清故事的具体内容，但我记得封面上那些小人物乘坐着五彩缤纷的热气球飞过天空的画面。这可能是我对"心理表述"的热爱开始的地方，这个例子说明，生活中的那些像推拉门一样短暂的转折时刻，可能会永久改变我们的人生轨迹。

第七章 讲述你自己的故事

套用心理学术语来说，心理表述仅仅意味着讲述某人在特定时间如何以及为何与特定的心理障碍做斗争的故事，旨在让他改变这个故事的轨迹。在我每次临床实习结束时的培训评估中，心理表述一直是我的一个核心优势。我发现，与新人见面，满怀好奇地收集他们的生活信息，进行反思，然后将这些信息整合成某种有序的形式，这个过程对我来说轻而易举，比如，构思和表述一个故事，揭示他们的挣扎历程，最终帮助他们积极前进。

作为一名临床心理学家，我接受的训练是，在来访者从童年到成年，再到暮年的整个发展过程中，我都能按照自己的方式来开展工作。我经常感到震惊的是，在进行评估和表述，以及与来访者分享我对"来访者故事"的解读之后，他们会反映说，他们以前从未以这种方式审视过自己的生活。这种"一语惊醒梦中人"的时刻对来访者来说意义非凡。我意识到，即使只是通过分享一场心理表述来转变他们的视角，也可能是让他们的生活发生改变的强大征兆。

然而，讲述我们自己的故事可能很难做到，特别是如果我们没有一个富有同情心和支持性的向导，那就更难了。首先，这是我们自己的故事，因此，要放大视野，看到更广阔的背景，可能具有挑战性。其次，这里面有情感因素，会让我们不愿去面对它，因为我们想要保持舒适的无知状态。我们大多数人凭直觉都知道，任何一种自我发展的工作都有可能像一面镜子一样，照出我们的问题和缺点，然后给我们指出一条不一

129

样的前进道路。

> 当我们了解一件事的时候，我们不能只追溯到自己刚刚碰到这件事的时候。

这就像玛雅·安杰卢（Maya Angelou）常被引用的一句话："尽你所能做到最好，直到你做得更好。然后，当你知道如何做得更好时，就尽力做到最好。"

心理工作要求我们增加自己的知识，用这些知识武装自己，也使自己和他人做得更好。如果我们知道了某件事情，却无法完全投入其中，或者无法按照新知识的要求做出行为改变，就会产生心理学家所说的"认知失调"。认知失调主要是指在我们的行为方式与我们的信仰体系或价值观持续不一致时所产生的不适感。

我告诉你这些的原因很简单：如果你觉得自己还没有准备好转换视角，以不同的方式看待问题，那么，你可能需要在此暂停，以后再找机会重新开始。在你尚未准备好面对所需的工作之前，我不想为你制造认知失调。即使是处理"小 t 创伤"，也需要做好准备并保持情绪稳定。

分阶段进行创伤治疗工作

虽然自我发展工作与你和心理学家或其他心理健康专家

一起完成的创伤工作不同，但我希望你能以类似的方式思考我要求你做的工作。在创伤治疗工作中，以分阶段的方式开展工作是完全正常的。第一阶段是确保安全和实现稳定。这里的关键是要为自己打下坚实的基础，包括一个可以依靠的支持网络，以及一个由各种策略和健康应对机制组成的创伤疗愈工具包。这样做的目的是让你在开始工作之前就感觉自己精神强大。

对一些人来说，建立这种基础可能需要几个月甚至几年的时间。如果你意识到你目前处于"战、逃或僵"的状态，或者难以应对日常的压力，那么，这项工作的时机就需要慎重考虑，甚至可能需要推迟。这是因为心理工作的第二阶段，也就是你深入回忆创伤经历的阶段，不仅会制造不和谐，而且可能以无益的方式扰乱你的情绪状态。任何心理医生都不会推荐你这么做的，除非来访者首先具备了应对可能出现的任何困难的技能和策略。

这项疗愈工作的最后一个阶段是整合阶段，在这个阶段，你要学会将思维和行为的转变融入你的整个生活中。

这种疗愈过程可能伴随着对未来的新希望和新梦想。

只有你自己能够评估自己的状态，知道自己是否做好了开始工作的准备。重要的是要明白，阅读理解本书的内容和接受训练有素的心理健康专家的治疗是不同的，所以，如果你需要的话，请寻求他们的支持。如果你还没有完成上一章中的"创伤疗愈工具包"练习，我建议你先回头去完成那个练习。

综上所述，在本章中，我将概述做好心理工作的要素。我将邀请你像心理学家一样思考。讲述你的故事，并阐述它是如何帮助你应对此时此刻的挑战的。心理评估和表述练习汇集了前几章中提到的认知行为和关系要素，我还将提出更多的思考要点。

做好心理工作的要素

做好心理工作需要具备以下四个要素：

1. 心理评估
2. 心理表述
3. 心理治疗
4. 评价

从本质上讲，心理评估就是将我们生活中的所有信息和经历汇集在一起，以理解它们并使它们变得有意义。这是任何心理治疗工作的第一步。看似简单明了，但根据我的经验，要用一种简单而有意义的线性方式整理我们生活中的众多经验，可能是一件困难的事。我在临床实践中进行的心理评估通常要花费数个疗程。人们常常以一种杂乱无章的方式讲述自己的故事，从现在的故事跳到过去的事件，就像没有正确坐标的时间旅行者一样穿梭于不同的时期。我们的记忆可能时断时续，或以零碎杂乱的方式出现在我们眼前。这可能反映了之前的一种自我保护机制，即我们将痛苦的记忆封锁起来。

在讲述自己的故事时，我们似乎在努力从混乱中理清头绪。我认为这也许反映了我们的思想如何同化我们的经验，使我们很难理解自己独特的生活事件序列的真正意义和影响。因此，你可能需要时间让自己沉浸在这一阶段的工作中，因为这可能会让你的记忆浮现出来，并引发思考或反思。根据你的故事和生活事件的复杂程度，你可能需要几个小时甚至几天的时间来完成这部分工作。

其中一个可能对你有用的工具就是时间轴。时间轴就是你从出生到现在的生活的一种视觉呈现。我发现，大多数人都同意，用时间轴的形式将这些内容展现出来对他们来说是很有帮助的，这样他们就能看到自己完整的一生，而不是孤立的事件或经历。这样，他们就能开始理解自己心理的整体性及其如何随着时间和经验积累而发展。你的时间轴应该包括你生命中的关键时刻，比如出生、上学、重大丧失或关键事件。我附上了一个粗略的例子，让你了解时间轴的大概样子（如图 7-1 所示）。

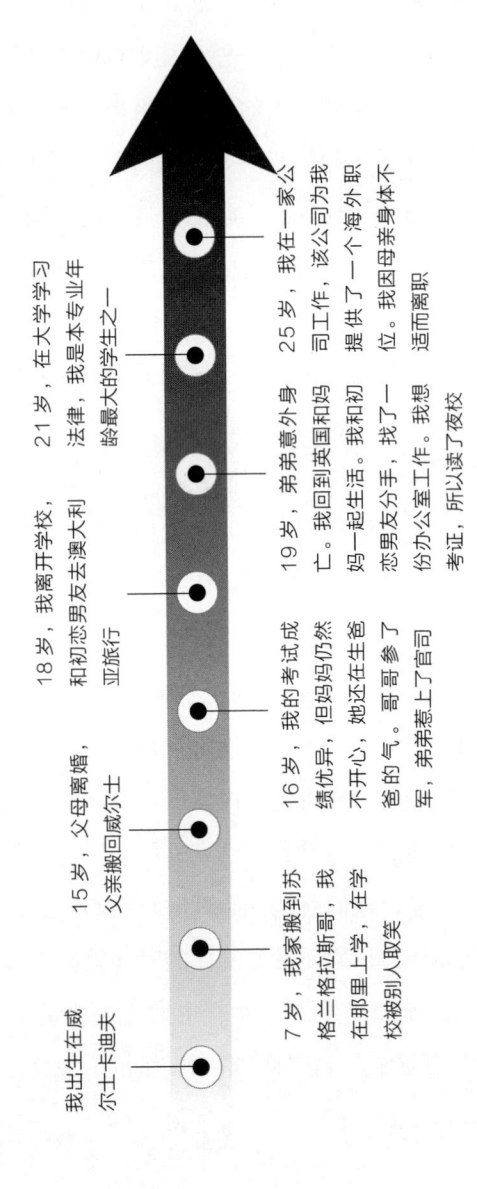

创伤自救指南
如何摆脱消极模式、修复人际关系并获得自由

我出生在威尔士卡迪夫

7岁，我家搬到苏格兰格拉斯哥，我在那里上学，在学校被别人取笑

15岁，父母离婚，父亲搬回威尔士

16岁，我的考试成绩优异，但妈妈仍然不开心，她还在生爸爸的气。哥哥参了军，弟弟惹上了官司

18岁，我离开学校，和初恋男友去澳大利亚旅行

19岁，弟弟意外身亡。我回到英国和妈妈一起生活。我和初恋男友分手，找了一份办公室工作。我想考证，所以读了夜校

21岁，在大学学习法律，我是本专业年龄最大的学生之一

25岁，我在一家公司工作，该公司为我提供了一个海外职位。我因母亲身体不适而离职

图 7-1 时间轴示例

童年不良经历

为了帮助你完成自己的时间轴,我想向你介绍一项研究,该研究强调了需要考虑的关键领域。在心理评估工作中,我们经常在来访者的成长背景中寻找童年不良经历(ACE),以了解其对来访者的影响。童年不良经历往往是我们人生中的"大 T"。

最初的 ACE 研究着眼于不同类别的创伤经历与风险行为、健康状况和疾病之间的关系。[1] 他们发现,童年时期的不良经历越多,与成年后疾病的关系就越明显。换句话说,你在童年时期经历的创伤越多,你在成年后的整体健康和幸福感面临挑战的可能性就越大。这进一步说明了身心联系的力量。下面我列出了概述童年不良经历的 10 个问题。

1. 你是否觉得自己吃不饱,不得不穿脏衣服,或者没有人保护或照顾你?
2. 你是否因离婚、遗弃、死亡事件或其他原因失去了父母?
3. 你是否与抑郁症患者、精神病患者或自杀未遂者生活在一起?
4. 你是否与有酗酒问题的人生活在一起?
5. 你的父母或家中的成年人是否曾经以暴力形式(如殴打或威胁)伤害对方?
6. 你是否和进过监狱的人住在一起?

7. 你的父母或家中的成年人是否曾对你说脏话、侮辱你或贬低你？

8. 你的父母或家中的成年人是否曾以任何方式对你拳打脚踢或进行身体伤害？

9. 你是否觉得家里没有人爱你或认为你很特别？

10. 你是否经历过非自愿的性接触，比如抚摸或各种不雅的性爱姿势？

尽管 ACE 研究中强调的经历并非都能与选择阅读本书的读者产生共鸣，但了解更多与这些经历有关的信息将帮助你开发自己的时间轴。

我还想强调一下上述 ACE 中的两个问题。虽然它们看起来没有大多数类别那么触目惊心，但对我来说，它们触及了"看不见的"创伤的核心，而我们往往忽视了这些创伤，或者一开始就不知道它们也算是创伤。这两个问题是"你的父母或家中的成年人是否曾对你说脏话、侮辱你或贬低你"和"你是否觉得家里没有人爱你或认为你很特别"。我之所以突出这两个问题，是因为它们似乎更容易受到不确定性的影响。直观地说，其他问题更像是二元对立的问题。请问，这种可怕的忽视、虐待或父母死亡事件在你的生活中发生过吗？要么发生过，要么没发生。相比之下，这两个问题更难量化且更为微妙。

在我看来，原因是显而易见的。因为与其他问题相比，这两个问题是真正的关系性问题。它们向我们诉说着破碎的依恋关系和错综复杂的人际关系。成年人侮辱我们或贬低我们的方式，实际上可能是相当微妙的。事实上，微妙到也许我们在孩提时代并没有真正意识到。而且，也许不是那么明显，以至于其他成年人也不会注意到。当然，其他更严重的虐待行为也会被忽视，但是，当这些虐待行为被揭露出来时，它们就不那么容易被忽视了。此外，感觉不到有人爱自己，或者感觉不到自己很特别，这就是我们自己对自己的经历所赋予的意义。这根本不是别人可以替你决定的。

请利用你对自己的故事不断增强的意识来填满你的时间轴。当你的时间轴完成后，你的人生就会以更清晰的形式呈现在你的面前。在繁忙的生活中，我们往往很难抽离出来去从这个角度反思和审视我们的生活。因此，一旦你的时间轴摆在面前，我希望你能花点时间思考一下，并在下一步构思和讲述你的故事时参考一下你的时间轴。

心理表述的众多因素

在心理学领域，有许多不同的治疗模式和疗愈方法。正如我之前所解释的，我发现，基于依恋关系的心理治疗工作对我的来访者来说特别有效和有意义。同样，根据所选择的治疗类型，可以有不同的心理表述。我倾向于结合认知行为疗法来进行表述，并在其中加入关系元素，以加深理解。

在认知行为疗法中，我们经常使用"5P模式"。5P是一个框架，你可以在以下关键方面的标题下编撰和讲述你的故事。5P包括：

1. 现存因素（Presenting factors）
2. 易感因素（Predisposing factors）
3. 促发因素（Precipitating factors）
4. 维持因素（Perpetuating factors）
5. 保护因素（Protective factors）

下面我将逐一介绍这些因素，以便你对它们有更好的了解，从而帮助你完成自我评估和心理表述。

现存因素

这些都是你在接受治疗时可能会遇到的、想要改变的因素或困难。它们就是你拿起这本书的原因。也许你曾一度感到崩溃，而这本书的标题与你的感觉不谋而合？也许你正在为焦虑或情绪低落等心理健康状况不佳的症状所困扰？心理学家认为这就是"你的现存问题"。从根本上说，问题就是：这个人今天为什么会来到我的心理诊所？所以，问问你自己：我今天为什么要读这本书，我想改变自己的哪些想法和感受？

易感因素

这些因素使你更容易陷入心理困境。它们是我们要考虑的生物、环境和人格因素，这些因素可能会使你更容易遭遇某些心理问题。这可能是指特定心理障碍的遗传因素，也可能是指之前概述过的心理创伤。通常，我们可以将它们理解为可能导致个人出现问题的因素。

促发因素

这些都是引发你当前困难的因素。在过去的几周或几个月发生了什么？也许你一直承受着很大的压力？也许你失去了工作，或者无法确定自己的人生方向？也许，就像我自己的情况一样，你遭受了重大丧失，让你必须重新评估自己的生活方式，或者你的重大丧失导致了一场必须处理的危机。这些都是可能引发或加剧当前问题的因素。

维持因素

这些都是维持你当前困难的因素，让你无法摆脱困境。通常情况下，在我们出现心理问题之初产生影响的因素并不是现在使问题持续存在的因素。这些因素可能包括缺乏家庭支持或无法及时获得治疗等，还可能包括缺乏动力，或者挣扎着定义自己的身份，而不是你目前生活中的困难。如果这些因素得不到解决，通常会导致问题越来越严重。

保护因素

这些因素是你生活中有益的东西，可以防止你的心理功能进一步下降。这些因素可能包括健康的社交网络，还可能包括就业、及时服用所需的任何药物、拥有良好的解决问题的技能或以往处理心理困难的经验。

有时，我们可以在这种 CBT 构想的基础上再增加一个因素——预测因素，这样 5P 模式就变成了 6P 表述模式。这是对 5P 模式的有益补充，因为它要求我们思考，如果我们不解决当前的问题，可能会发生什么。

所以，让我问你这个问题：如果你面临的挑战和你正在经历的困难情绪和症状没有得到解决，那么，半年后、一年后、五年后，你会在哪里？如果促使你拿起这本书的问题和你希望改变的问题都没有得到解决，你未来的生活会是什么样子？这个因素本质上是在要求我们思考我们是否愿意让事情保持现状，这是基于对"如果我们这样做，生活可能是什么样子"的预测。如果读完这本书后，你什么也不做，什么也不改变，你对自己未来生活的预测满意吗？如果答案是否定的，那么，让我们继续弄清楚你需要改变什么，以及如何做到这一点。

现在，你已经了解了使用我所概述的框架模式来进行心理表述的 CBT 方法，我希望你能依次研究这些因素，并确定它们对你有什么帮助。你之前完成的时间轴将帮助你思考在你生命中的某个时间点发生了什么。你可以简单地记录这些内容，可以用日志本，也可以用从我的网站上下载的练习手册。

关系性表述

你可能还记得，在第五章中，我概述了我的核心信念，即如果我们认识到过去存在着关系上的问题，那么，我们需要一个关系层面的解决方案来有效地解决它。这就是为什么我一直被以依恋为基础的关系疗法吸引。我的许多来访者所遇到的困难似乎超出了 CBT 能够解决的范围，他们需要更深入地挖掘关系模式，这些模式反过来又塑造了他们对自己、他人和世界的看法。

这种关系层面的解决方案的任务之一就是进行关系性表述。我在前文中概述了一些与关系性表述相关的核心概念，以及我们需要如何利用互惠的心理学概念和社会模仿理论来理解我们的家庭关系。在牢记这些原则的基础上，你现在要做的第一件事就是找出一个对你有影响的早期照顾者，让他帮你进行心理表述。你和他构成了依恋二人组，或称依恋搭档（见第四章）。还记得在认知分析疗法中，互惠角色程序是如何描述孩子与父母或其他照顾者之间的关系模式的吗？成年人位于顶端或顶位，孩子位于底端或底位（见第五章）。我希望你把自己放在孩子的位置上，然后你需要考虑如何描述你的父母或其他照顾者。例如，他们是和蔼可亲还是控制欲强？是充满爱心还是怒发冲冠？

这里的关键不在于他们会怎么说他们是如何养育你的，而是你自己是如何体验的。

记住，关键在于"感知"。

当然，重要的是要明白，别人对你的感知可能与你对自己的认知有所不同，然而，你的自我意识越强，你对自己的看法就越准确。我建议你首先关注自己的童年，并以此为基础向前推断，从过去到未来。随着时间的推移，这个关系模式会越来越有意义。

你可以用同样的方式与所有不同的照顾者建立关系，并将这种方法应用到你现在的成年生活中。这是一种简单实用的关系映射方法。然后，你可以思考如何"退出"任何无益的关系模式，稍后我将对此进行解释。

为了演示如何使用这种关系映射过程进行自我心理表述，我将以自己为例，思考它与我的孩子们和我自己之间的关系，以及在我的育儿风格下孩子们与我的关系。这感觉像是一次脆弱的分享，但我愿意这样做，因为我将带你了解关系性表述，并向你展示该表述模式的强大作用，它既能提升你的理解力，也能帮助你了解此时此刻生活中可能出现的问题。

当谈到我自己的例子时，我自然会从我当前的生活角度出发来考虑这个问题。鉴于你对我过去的了解，你应该知道我有追求完美的倾向，对自己和他人都有很高的期望。我认为这种态度经常被周围的人认为是控制欲强。尽管如此，我还是充满爱心且十分善良。我也有规则意识，如果感觉自己没有遵守规则，我往往会感到焦虑。

如果我问我的女儿，甚至我的双胞胎儿子，这种行为对他们有什么影响，我几乎可以肯定，他们会告诉我，我"太严格了"。对我个人来说，严格无疑是为了安全、可控和可预测。虽然这是我仍在努力完善的方面，但我也知道界限很重要，孩子们想要的自主权往往超过他们在特定发展阶段的实际能力。我在与他人相处时意识到这些"问题"，这需要进行艰难的平衡。对于那些为人父母者来说，养育子女是我们从事过的最艰难的工作。在这方面，自我意识会对你有所帮助。

所以，让我来描绘一下，我将如何进行关系性表述。我将用到两个关键词来形容我的育儿之道和我的"为人"之道。

记住，词汇和语言很重要。

然而，有时候很难准确地找出那个确切的词语，或者有人可能会觉得太多余。每当我们用形容词来描述自己和他人时，一种强烈的感觉就会油然而生，那就是不想"责怪"与我们一起构思故事的那个人。这种感觉是完全正常的。尽量不要过度思考，记住，这并不是一场"指责"游戏。在本章的结尾，我会为你提供一些可能的示例词汇，供你在自己的心理表述中试用。

回到我的例子，从图 7-2 中可以看出，我使用了"控制"和"爱"这两个关键词。我猜想，对我的孩子和我周围的其他人来说，现实情况是他们感受到了我的温暖和爱。但他们也能感受到我有时试图控制局面的努力。

成人（我）
控制和爱

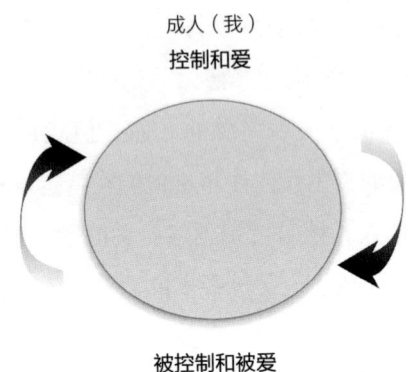

被控制和被爱
孩子（我的孩子们）

图 7-2　我和孩子们之间的关系表述

通过我的示范，他们对被爱和被控制的感觉有了感性认识。在培养这种感觉的同时，他们也在观察我表达爱和控制的行为。这些感受和行为都会被我的孩子们内化，成为他们成年后自己的关系储备的一部分。心理学家将此称为内部工作模型（internal working model），它本质上是我们对自我、他人和人际关系的心理表征或蓝图，而这些关系控制着我们在与依恋相关的情况下的反应，包括我们的想法、感觉和行为。[2] 我们还知道，这些模式会影响我们的社会认知、情绪调节、关系动态和心理健康。[3]

感觉到有人爱自己，这当然是一种积极的体验。如果这种模式被内化，它不仅能让我的孩子感受到来自我和其他人的爱，还能让他们将这份爱回馈给自己，并走向世界去爱他人。内在工作模型已经完成了它那精妙的任务，为我的孩子们提供了一份行事指南。不仅如此,它还会延伸到他们生活的其他方面。

另外,感觉被人控制,这通常是一种不受欢迎的体验。然而,如果这种模式被内化,它也会产生同样的效果。它将教会我的孩子们什么是被控制感,并将这种控制感反馈给自己,走向世界去控制他人。内在工作模型再次发挥了作用,但效果不一定那么积极。如果我的孩子们在某种程度上觉得被控制是情感上难以忍受的,他们可能会在这两种关系的极端之间摇摆不定,要么被人控制,要么控制他人。如果被控制的感觉变得过于强烈,由此引发的情绪也让人难以承受,他们可能会快速翻转180度,试图占据关系中的顶部位置。这时,他们试图夺回一些控制权,避免在底部位置所经历的痛苦。

当我努力应对抚养青春期女儿的问题时,这种情况是我目前每天都在经历的现实。当然,"控制"成为问题的程度也有轻重之分。相比之下,控制对我的孩子们的生活构成的挑战,与我在苏格兰监狱管理局工作时接触过的许多人在控制方面遇到的困难,两者之间可能会有明显的不同。这是因人而异的,也是错综复杂的。这里涉及很多因素,也颇为微妙。

好消息是,一旦我们映射一段关系,我们就可以考虑退出策略,帮助我们打破无益的模式。例如,与其在"控制或被控制"的漩涡中不断循环往复,不如找出摆脱不健康的互惠角色程序、内在工作模型或模式的最佳方法。

同样的道理也适用于现在为人父母的我。我需要找出自己在哪些方面对孩子控制过严，并考虑如何跳出来，放松一下规则。同时，还要保持与孩子的年龄相适应的界限。我曾经说，这是我做过的最艰难的工作。经常有人问我，把这样的心理学知识运用到自己的生活中，会不会有帮助？我常常给出肯定的回答，但我必须警惕，不要让自己过度分析当时的情况。我知道，在大部分情况下，拥有这样的知识对我是有益的。但是，有了知识和理解，也会带来一定程度的痛苦，尤其是在我们的行为方式与我们自己的价值观不匹配的时候。

人格和关系模式

现在，在我们开始映射自己的关系模式和进行心理表述之前，我想强调一下人格和关系模式之间的联系。我们的人格是在童年时期形成的，由于我们的经历，我们中的一些人有较多的关系模式或"存在方式"可供我们借鉴，而另一些人的关系模式则较为有限。如图7-3所示，对我们中的一些人来说，特定的模式会比其他模式更占优势。

另一种思考方式是，如果我们的"存在方式"被限制在非常有限的范围内，那么，当我们试图与自己和他人建立联系时，我们所能利用的也就只有这些了。这可能意味着我们的

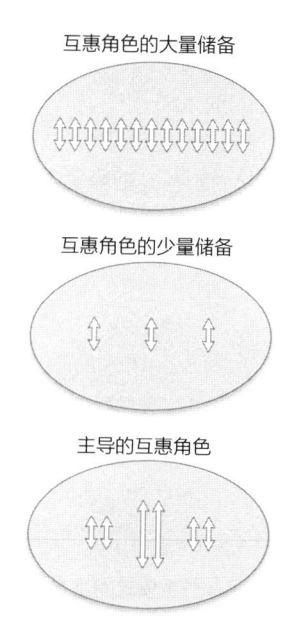

图 7-3 我们的某些关系模式如何比其他模式更具主导性

"存在方式"会变得相当固定，很难改变和转变。总的来说，我们的目标是提高我们的人际交往能力，减少我们对某些人际交往模式的依赖，从而提高我们的适应能力和灵活性。

掌握关系性表述的要点

图 7-4 向你展示了关系模式的基本构件。父母或其他照顾者位于顶端或顶位，孩子（比如年幼的你）位于底端或底位。

随着时间的推移，我们会将学到的模式内化，然后将它们带入我们的成人关系中。

我们的目标是弄清楚这些关系模式是否无益。

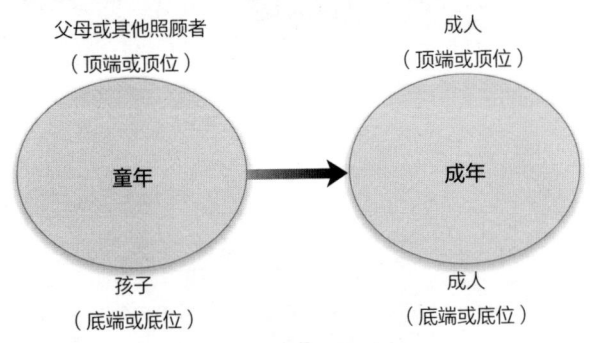

图 7-4　关系模式的基本构件

下一步是确定我们将用来描述童年时期人际关系经历细节的语言。请记住，大多数人通常可以识别有益和无益的关系模式。图 7-5 显示了父母或其他照顾者如何根据社会学习理论来示范有益和无益的关系模式。

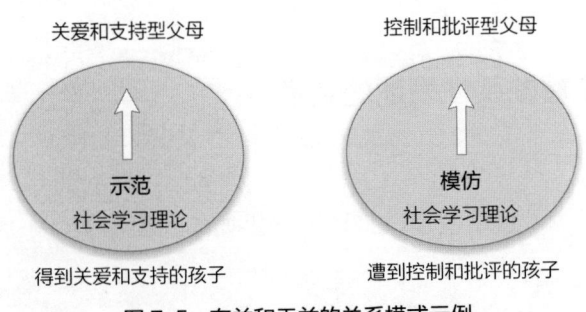

图 7-5　有益和无益的关系模式示例

在这个过程的最后一步，你可以考虑更多无益的关系模式是如何影响你成年后的行为的。当我们在童年时期内化了一种无益的关系模式（如图 7-6 所示），而成年后又被某一事件激活或触发时，我们很可能会以无益的方式做出反应。

在这个例子中，当这个人感到自己遭到批评或控制时，这会迫使他进入情绪的低谷，低迷的情绪会让他感到难以承受。人们的通常反应是，他们要么以不健康的方式退出这个循环，"麻醉"自己的情绪反应，比如酗酒，甚至是简单的回避；要么就做自己知道的事情，然后"快速翻转"到顶部，以控制和批评作为回应，这让他们在短期内感觉好些。

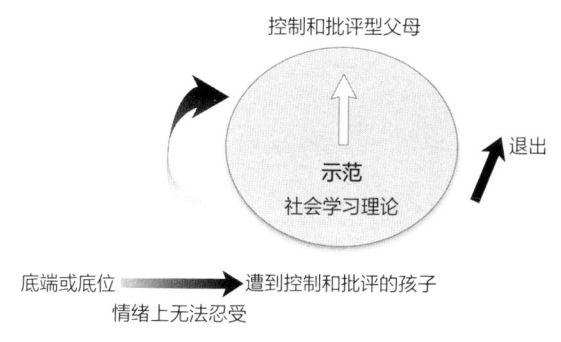

图 7-6 以不健康的方式退出循环或"快速翻转"到顶部

确定你的关键关系模式和 HEAL 框架

我意识到这可能会让人感觉很复杂，所以让我们试着再简化一点。下面是一些有益和无益的关系模式的例子。提供这些例子是为了帮助你思考自己的模式。在研究这些例子时，你也可以使用任何对你有意义的词语或语言。

现在，我希望你对关系模式有了更清晰的认识，我还希望你能亲自尝试一下关系映射，可以使用本章末尾的自我表述练习。记住，这只是一种映射你童年时期主要关系模式的方法，这需要你讲述自己的故事（如图 7-7 所示）。

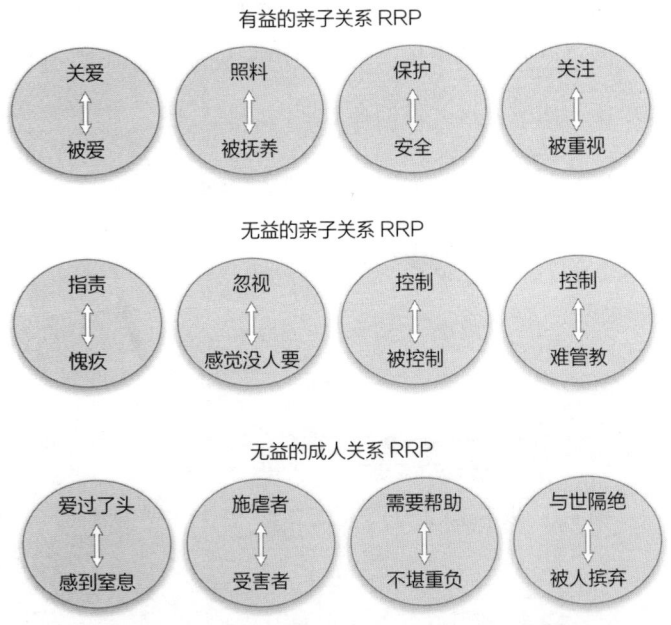

有益的亲子关系 RRP

- 关爱 ↕ 被爱
- 照料 ↕ 被抚养
- 保护 ↕ 安全
- 关注 ↕ 被重视

无益的亲子关系 RRP

- 指责 ↕ 愧疚
- 忽视 ↕ 感觉没人要
- 控制 ↕ 被控制
- 控制 ↕ 难管教

无益的成人关系 RRP

- 爱过了头 ↕ 感到窒息
- 施虐者 ↕ 受害者
- 需要帮助 ↕ 不堪重负
- 与世隔绝 ↕ 被人摈弃

图 7-7　有益和无益的关系模式可以采取的不同形式

不过，在你开始练习之前，我想让你花点时间思考一下，如何让这个练习以及接下来的其他练习变得真正有意义。在某种程度上,我认为心理工作有时会以一种无益的方式将自我研究形式化。心理学的语言和术语会让人感觉非常医学化,令人反感。诸如"评估""表述""治疗"和"评价"等词,它们听起来与人类可能遭受的痛苦现实相去甚远。因此,我想提供一个略微不同的思考框架,让你了解这项工作需要你做什么。

让工作变得有意义很重要,这既包括你对自己的过去所赋予的意义,也包括你如何让这一切变得有意义。

当我考虑我希望你从这本书中学到什么时,答案很简单。我希望你的情感创伤可以被疗愈。

因此,我将为你提供一种简单的思维方式,让你在完成本书第三部分各章的研读时,可以了解我要求你采取的步骤。那就是"HEAL"四步框架的形式,与良好心理工作的关键要素大致吻合。

- **突出**(Highlight)你生活中的重要经历(注重评估)。
- 全身心地**投入**(Engage)到你的现实生活中,让它变得有意义(注重表述)。
- **调谐**(Attune)你对这些生活经历的感受(注重治疗)。
- 让心里的阴霾**消散**(Lift)(着眼于未来)。

接下来的步骤

在本章中，你将要整理并完成自己的心理评估和表述。这包括多种不同的方法，以一种折中的方式组合在一起，旨在充分利用这个机会来提高你的心理意识。请审阅下面的练习内容，确保你在日志中完成了每个部分的工作。或者，你可以点击"本书阅读指南"中的链接，下载本节配套的练习手册。

到目前为止，我们已经探索了如何通过使用心理学框架进行评估和构思来讲述自己的故事。我希望这能让你找到并开始理解自己的人生故事，以及它可能对你的整体的心理健康产生的影响。

现在你需要知道如何运用你所学到的知识。因此，在第八章中，我们将考虑由于心理工作而产生的情绪和"痛苦"，以及如何应对这些问题。

记录你的心理表述

在我们进一步讨论之前，现在是时候把所有内容整合在一起了。你将使用以下提示在日志本或随附的练习手册中记录和改进自己的心理表述。该练习手册可点击"本书阅读指南"中的链接免费获取。

时间轴：按照本书前面的"时间轴示例"的概述，完成你的生活时间轴。

6P 表述模式：使用 6P 框架完成一份基于 CBT 的心理表述。

- **现存因素**：你的现存问题是什么？记住，这些可能是你的情绪和你目前面临的挑战。这些本质上是你想要改变的事情。
- **易感因素**：你认为哪些因素可能会让你更容易受到心理障碍的影响？它们可能包括生物、环境和人格特征，或者你过去遭遇过的创伤。
- **促发因素**：最近发生了什么事让你情绪低落，让你的生活变得更加困难？
- **维持因素**：是什么让你很难从你所处的情况和你所感受到的情绪中走出来？
- **保护因素**：哪些因素让你觉得生活更容易掌控，或者给你带来了安慰和支持？
- **预测因素**：如果一切照旧，没有任何改变，你会发现自己处于什么境地？

关系映射：使用下页的模板（也可以在笔记本上复制一下），填写你自己的亲子关系模式。根据你的需要或愿望，尽可能多地使用这些模式，审视你生命中每一个重要的体贴之人。试着找出关键的关系模式以及与之相关的人物。然后考虑这些关系模式如何在你今天的生活中显现出来。这种模式与谁有关？你希望它有什么不同？我建议你思考并映射出有益和无益的模式。如需更多帮助，请点击"本书阅读指南"中的链接，参阅我的网站上可下载的练习手册。

有益或无益的亲子关系模式

有益或无益的亲子关系模式

有益或无益的亲子关系模式

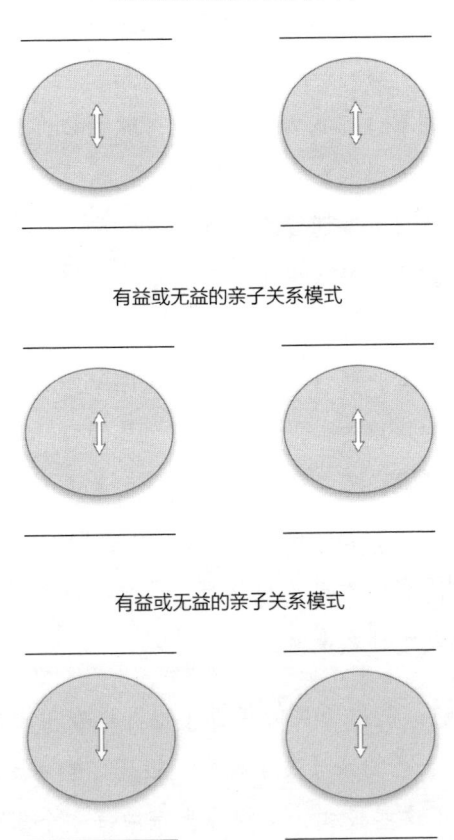

第八章　释放羞耻感，培养同情心

在我攻读心理学学位的中途，我记得有一个单元的论文学分有几个选项可供选择。如果我没记错的话，这个单元的主题是"情绪"。有两道论文题目让我印象深刻，第一道题目看起来不寻常且有趣。让我从欧文·威尔士（Irvine Welsh）的热门小说《猜火车》（*Trainspotting*）中选择主角，并完成一份完整的角色评估，包括关键事件、人物的动机以及驱动其行为的情绪。现在回想起来，这其实就是一种心理表述，只是我当时没有意识到而已。

另一个突出的论文选项是关于羞耻感的话题。我想，它之所以显得如此引人注目，是因为这个论文题目看起来非常简短和直白。但后来我又想了想，我似乎本能地意识到，这个题目表面上看似简单，但很可能隐藏着许多潜在的想法和复杂的子话题。

最后，我选择了《猜火车》论文，并在对主角马克·伦顿（Mark Renton）的性格评估中获得了不错的分数。尽管我的分数不错，但仔细想想，我认为我的选择是有道理的。尽管第二个选项并没有要求我在论文中概述自己的经历，但我显然在回避大家都体验过的羞耻感。为什么呢？我认为，作为人类，羞耻感对我们有一种独特的力量。它迫使我们回避、退缩和躲藏。当我们感到一股羞耻感从心底涌起时，我们就会想要抑制住它，把它压回去。

想想你上一次因为某件事而感到羞耻的情景吧。这是一种让人非常不舒服的情绪，让人难以承受。在我看来，羞耻是迄今为止最具破坏性的情绪，我见过它让许多人陷入多年无益且自我惩罚的行为循环中。从临床角度来看，我认识很多来访者在咨询中与我分享他们感到"愧疚"的个人经历。当深入探究时，我常常发现，隐藏在背后的是羞耻感，而不是愧疚感。通常来说，愧疚是一种"做了坏事"或"我们认为不应该做"的感觉，而羞耻则是一种"我是个坏人"的感觉。

你可能会注意到这种说法与我在第五章中概述的"核心信念"的相似性。这就是羞耻感让我们陷入困境的原因。羞耻感的存在会影响我们对自己的看法，也会让我们害怕别人对我们的看法。我们学会隐藏自己羞于启齿的"部分"，以便继续得到他人的认可。就这样，羞耻感让我们沉默，让我们离最真实的自己越来越远，虽然过程缓慢，但步步为营。这种情况持续的时间越长，我们与他人的隔阂就会越严重，随之而来的是我们的孤独感和与他人的疏离感。

羞耻感会让我们感觉自己"与众不同"，从而将我们与群

第八章 释放羞耻感，培养同情心

体隔离开来。我们中的一些人可能意识到了这种脱节以及羞耻感在我们生活中造成的孤独。另一些人则可能对这一现实有很强的抵触情绪，或者，甚至没有意识到羞耻感是导致我们问题持续存在的部分原因。

无论你目前对羞耻感的认知程度如何，我都可以信心十足地告诉你：要想摆脱过去的束缚，你就必须找到一种方法来释放羞耻感，无论你的羞耻感从何而来。

羞耻感很可能是我们在人生的不同阶段都体验过的感觉。在我的童年记忆中，我第一次感到羞耻是在我做了一件非常冒险和出格的事情之后。当时我非常冲动，自作主张地从半独立式房屋的浴室窗户爬到了单层厨房的扩建部分。扩建部分有八英尺高，当时我大约十岁的样子。从这个制高点，我可以以全新的视角欣赏我们家的小花园，那里有我爸爸每年都会种植的一排排土豆，还有从我们家后院篱笆旁流过的小溪。

关于这件事本身，我记不太清了。回想起来，"被父母抓了个正着"这件事对我当时的情绪影响似乎不大，否则我可能会记得更多当时的情景。我只记得，那天晚上，我被女童子军团小分队的队长骂了一顿，当时感觉糟透了。一定是我的父母告诉了她，她觉得有必要让我知道我的行为有多么危险。当着其他队员的面，我觉得自己很渺小，还很糟糕。好像我做了什么可怕的事。当我站在那里听她训斥我时，我能感觉到教堂大

157

厅里有很多双眼睛在盯着我，这可是我们每周一晚上都要来聚会的地方呀。我当时是"六号队员"，那是我的第一个领导职位，可我却做了一件让我莫名其妙变得卑微的事情。

这是一个简单的童年轶事，与我的一些来访者的故事相比，就显得微不足道了，他们在经历了性虐待、忽视或其他创伤后将羞耻感内化了。但这是我对羞耻感的认识，也是我内心深处看似冒险冲动的潜意识被压抑的开始。我破坏了规则，这很糟糕，我感觉到了。

在接下来的几年里，我因为青春期之前发育不全的身体，在学校里被男生羞辱。我因自己对学习的热情而蒙羞，我因循规蹈矩而蒙羞，我因相信自己而蒙羞。正如你们许多人可能也经历过的那样，在学校生活中可预见的人际交往中，在逐渐成熟的过程中，我遭遇了霸凌，还被赶出了朋友圈。

高中时代对我的影响尤为深刻。我曾一度觉得自己无法被同龄人接受，以至于我生活的主要目标就是在不引起任何人注意的情况下度过每一天。我就像变色龙一样，无论身处何地，都要融入其中，与这个空间的"墙纸"相匹配。这有时很管用，但大多数时候并不奏效。我的羞耻感迫使我把自己藏起来，希望得到的最佳结果就是完全被忽视和遗忘。我拼命想"隐身"。

时至今日，这些经历的阴影依然伴随着我。虽然我的心理学实践主要是通过社交媒体建立起来的，但对我来说，提高自己的能见度仍然很难。有些时候，我需要邀请别人进入我的生活，这让我感到了挑战。敞开心扉，让自己接受别人的批评和意见，这让我感到了威胁。但是，通过我的经验和训练，我更加强烈地感受到分享自己弱点的重要性，希望你能以我为榜样，也敢于分享自己的弱点。我仍然在努力保持适当的界限，主要是和我亲近的人，因为我不想让他们失望。我仍然过于频繁地说"是"，而很少说"不"。我仍然太在意那些想批评我的人的想法，尽管这种情况越来越少了。

当然，还有马蒂的死。如果有人告诉我，我年轻的丈夫有一天会英年早逝，我肯定不会预料到，羞耻感会成为这段经历中如此突出的特征。你可能会问，到底有什么事情会让你感到羞耻。事实是，没什么可羞耻的。但我们的思维模式不是这样的。在这种情况下，反复和过度思考是很常见的。用"悲伤阶段"的语言来说，我花了好几个小时跟自己讨价还价，讨论这一切的"如果"。如果那天晚上我们没有在睡前共饮一瓶酒，会怎样呢？如果我没有比他更早上床睡觉，会怎样呢？如果我在救护人员到达之前就启动了生命维持系统，会怎样呢？如果他不是一直在外工作，承受着工作给他的身体带来的巨大压力，会怎样呢？当时是我支持他外出工作的决定。如果我能做点什么（任何事）来阻止他的死亡，会怎样呢？我对这一切都感到羞耻。

如果，如果，如果……？最终，你会意识到，无论怎样跟自己讨价还价，都无法改变他已死亡的结局。他不会再回来了，无论我自责多久、自责多少次。你的创伤也是如此，你不能置身于那个你已经经历过的现实之外。如果不承认羞耻感并学会解开情绪枷锁，你就无法疗愈。

> 就像扼住喉咙一样，羞耻感会让你缺氧，直到你的身体因无法呼吸而屈服，最后瘫软在地板上。

就像我妈妈面对我一样，我也面临着被这些想法和感觉控制的危险。让我躲藏起来吧。

最后，是我的孩子们让我明白了宽待自己的重要性。我现在是他们的整个世界。曾经由他们的父亲占据的空间，现在被为数不多的苦乐参半的回忆和有限的几张照片填补。为了我自己，也为了他们，我必须以慈悲之心原谅自己，不管我编造了什么新理由让自己对他的死负有一些责任，我都要学会放过自己。虽然这不是他的选择，但我也应该原谅他离开我们。我觉得，让我独自面对他的离去，并支持我们的孩子度过这段艰难的时光，这是他做过的最自私的事情，我曾一度对他大发雷霆。当然，讽刺的是，我唯一想倾诉和寻求慰藉的人就是他。他已经不在了，但我决心不会被我所感受到的愤怒吞噬。"不要在愤怒中回首往事"成了我内心的咒语，让我开始在失去亲人的痛苦中满怀同情地生活。

随着时间的推移，我意识到我没有什么可责备自己的，也没有什么可感到羞耻的。但是，当我们知道自己的行为方式并不值得骄傲时，又该怎么办呢？

为我们的过错负责

在我在监狱里推动的认知行为项目中，囚犯的"犯罪陈述"是一个特别有力的例子，说明了羞耻感是如何影响人们的。那些参加了某项改造项目的人经常会奉命去讲述导致他们入狱的罪行。在实施这些项目的过程中，我帮助许多人在集体环境中撰写和朗读他们的犯罪陈述。

无论是在此之前，还是在此后的 18 年里，我都没有目睹过如此极端的羞耻表情。对一些人来说，他们觉得自己犯下的罪行应该受到谴责。我记得有一个小组成员，在阅读了自己的犯罪陈述之后，泣不成声，恳求我们帮助他改过自新。他对自己过去的行为感到震惊，如果没有我们的支持，他觉得自己无法改变未来。他当时身处正确的地方，并且允许自己表现出脆弱的一面，请求我们的帮助，并诚实地说出自己所做的事情以及对未来可能发生的事情的恐惧。

另一名男子对其罪行的陈述则完全相反。他对自己的罪行做了简短且不精准的陈述，似乎很难为自己的罪行承担责任。他的陈述缺乏脆弱性和透明度，而且他对自己的未来考虑甚少。他对自己被定罪的事实避而不谈。

有趣的是，第二个例子在很多方面都是更自然的人类反应。我们每个人都明白当我们为某些事情感到羞愧时的那种感觉。通常，我们很难承认自己的行为或坦诚面对。我们不得不躲在借口或不实之词的背后。

创伤自救指南
如何摆脱消极模式、修复人际关系并获得自由

我之所以记得这个特殊的例子，是因为这个人的反应非常极端。随着谈话的继续，他变得愤怒起来，还把怒火引向了我。我已经记不清他到底说了些什么，但那是一种人身攻击，把我这个初入职场的心理学家的身份贬得一文不值。他的咆哮让我觉得自己渺小、无能，说实话，我还有点害怕。我记得我的心在胸腔里砰砰直跳，肾上腺素在我的身体里肆虐，似乎麻痹了我的反应能力。玛雅·安杰卢说过："人们会忘记你说过的话，也会忘记你做过的事，但人们永远不会忘记你给他们带来的感受。"我记得那天他带给我的感受。

然而，在近20年后回想起这段经历时，我被一个问题给难住了：我在他身上激起了什么感情？我和我的工作搭档、要求填写犯罪记录的小组项目，以及要求人们做这类工作才能通过的系统一起，迫使他直面自己的羞耻感，关键是，我还强迫他在别人的见证下这样做。对他来说，这实在是太难堪了，于是他选择了反击。他是如何反击的呢？那就是反过来羞辱我。

今天，我用新的眼光回顾这段经历。当然，我仍然认为，让参加项目的人了解导致他们犯罪的因素是至关重要的。当然，提供接受治疗的机会也很重要。然而，我现在质疑，我们用对待这个人的工作方式来激活羞耻感是否有帮助。当时我还年轻，缺乏经验，只是按照要求做了我的工作。今天，我明白了安全感对于找到羞耻感根源的重要性。这个人没有安全感，因此他无法触及自己的羞耻感。

当然，对于阅读本书的大多数人来说，羞耻感的来源不太可能是刑事犯罪。它很可能是你所做的事情或你的行为方式，但也可能是你经历过的某些不受你控制的经历。无论你的羞耻感来自何处，请用心去感受它，真诚地去感受它，这就是你获得情绪自由的通行证。

转移羞耻感和自我对话

转移羞耻感并不是我们仅仅依靠思想就能实现的。它还需要积极的行为方式。要想摆脱羞耻感的牢笼，我们必须在每次不怀好意地自言自语或陷入羞愧的自责时，有意识地做出选择。

很多时候，有来访者问我，如何才能放下羞耻感。我的答案是：创造合适的条件，做出正确的选择。我知道这看起来很简单，甚至会让人觉得不屑一顾，但其实并非如此。让我进一步解释一下。不管你读了多少关于自我发展的书籍，也不管你做了多少心理工作，如果你内心的自我对话是消极的，你不断地告诉自己你是一个无用的人、没有价值的人或坏人，那么，支撑这些核心信念的羞耻感就不会消失。别搞错了，你持续的负面自我对话是你自己的选择。如果你不积极努力去释放羞耻感，而是被动地让它继续存在，它就不会消失。但是，工作中的"积极"意味着什么呢？

激活"微时刻"

在心理治疗过程中,放慢节奏至关重要。人们往往追求速战速决,在急于达成解决方案的过程中忽视了自己情绪状态的重要方面。事实上,放慢节奏反而为我们提供了一个机会,来识别我所说的"微时刻",我们可以在这些时刻进行干预,改变我们看待和思考问题的方式,从而改变我们的感受和应对方式。

例如,你可能会因为伴侣的某些言行而感到委屈。然而,与其立即对那种愤怒的感觉做出反应,不如先给自己一些时间来调整情绪,以适应这种感觉。这样你就有机会更有效地理解你的情绪反应背后的"原因"(也许你觉得自己受到了批评),然后通过与伴侣交流这种感觉来做出更恰当的反应。放慢节奏,以这种方式激活"微时刻",可以让我们调整自己的情绪状态,并思考我们的情绪是如何经常占据主导地位的。现在,此时此刻,当下,你的真实感受是什么呢?

在这个阶段,健康的情绪调谐对你的疗愈之旅至关重要,因为若没有情绪调谐,你就会失去"心疗拼图"中最基本的一块,而这块拼图能让你知道如何干预和改变你的故事。

"不依恋"的实践

据说,在心理治疗中最成功的人是那些学会并践行了

"放手"这一艰难课程的人。与其让我们的想法或行为成为我们的延伸，不如将它们与我们作为人的本质区分开来。

我们的想法和行为并非我们自身，我们自身也不等同于我们的想法或行为。

让我明确一点，这并不意味着对那些我们或许宁愿未曾做过的事不承担责任。这仅仅意味着要接受我们自身并不等同于自己所想或所为的事实。你并非你草率的行为或一时冲动的错误；你并非胡来，也并非与兄弟姐妹的激烈争吵；你并非你与伴侣或孩子之间的分歧；你并非你的抑郁症或焦虑症本身；你并非你的饮食失调、过去的不端行为或失败的恋情；你的价值不能由这些东西来定义；这就是我们所说的"不依恋"。

对我来说，不依恋的修行在于认识到我的价值始终存在，不取决于我是否达到了自己的高期望，也不取决于我是否未能达到这些期望。在写作本书这一章的时候，有一天早上，我在上班的路上撞了车。具体细节我就不说了，但最终我的保险公司认为我是"过错方"。作为一个"循规蹈矩"的人，我甚至连这样的措辞都难以接受。我为与我相撞的那位司机感到难过，在我的行为对他造成影响之前，他一直在不知不觉地过着自己的日子。这场事故意味着我不得不做出安排，包括请求和接受他人的帮助，而且还会承担额外的后果。在这种情况下，我很容易责备自己，继续对自己的行为吹毛求疵。但这样做又有什么好处呢？

我知道，那天早上发生的事情并不能定义或贬低我作为一个人的价值。我的价值在事前、事中和事后都是存在的。我能够把它看作一个机会，让我对撞车事件的发生心存感激。幸运的是，没有人受重伤，我们得以安全驶离道路并寻求帮助，撞车司机、目击者都对我表示了善意和同情。当然，这也让我更容易坚持认定自己的本性，那就是一个善良且充满善意的人，那天早上我并没有想要制造麻烦。在经历了撞车事件最初的震惊之后，我能够为自己在事件中所扮演的角色承担责任，并在处理接下来的事情时表现出恻隐之心。

我意识到，每天早上我钻进车里开车时所发生的事，其实是在向我传达一个信息，提醒我或许该做出一些改变，这样我就能更加专注当下，更加心平气和。然而，我拒绝了内心的压力，我不想把自己和这件事联系在一起，将其视为我是一个"坏人"的证据。

这样说似乎有些奇怪，但总的来说，我对自己处理这一意外情况的方式感觉良好。这是一个我正在纠正的错误，但我不会让它使我偏离自己所认知的自我。如今，这一点永远没有商量的余地。生活不断给我们机会，让我们在磨砺中蜕变，以更强大的姿态破茧而出，而这次经历正是这样的契机。

在多年的临床实践中，我发现，羞耻感比其他任何情绪都更能让人们沉默，并阻止他们寻求所需的支持。作为一种"构念"，羞耻感本质上是一种信念，即你的核心本质是坏的。

第八章 释放羞耻感，培养同情心

我想让你放下这种信念。而要做到这一点的方法就是培养同情心。听起来很简单，不是吗？在很多方面确实如此。但简单并不总是意味着容易……

什么是同情心

根据在线《韦氏词典》的解释，同情心是"对他人痛苦的同情意识，以及缓解他人痛苦的愿望"。我希望你们也能用这种方法来处理自己的痛苦，培养自我同情心。

近年来，注重同情心的疗法层出不穷，已成为心理疗愈潮流的核心部分。除专业的心理疗法外，在网上搜索"同情"一词，就会产生数十万条有关这个话题的帖子和在线视频内容。如今，同情聚焦疗法（CFT）已成为治疗领域的核心心理疗法之一。该疗法由英国临床心理学家保罗·吉尔伯特（Paul Gilbert）创立，当时他意识到，具有高度羞耻感和强烈自我批评倾向的人在接受治疗时，很难产生善意和自我支持的内心对话。[1]

他说的有道理。如果你感到可耻，有强烈的自我批评倾向，那么，你会发现你很难与自己亲切交谈，也很难对自己的错误采取同情的态度。在图式疗法中，我们将这种严厉的自我对话称为你的"内在批评者模式"。当你的内在批评者很强势时，你自然会更多地感受到羞耻、自责和内心的痛苦。无形中，你会发现你更难控制自己的情绪体验，也更容易忽视或否定自己的需求，更无法执行有效的自我安抚策略（在心理学的语境中，自我安抚指的是任何有助于调节我们的神经系统和情绪状态的行为，稍后会有详细介绍）。

吉尔伯特教授采用的是生物心理社会学方法，我曾有幸在他访问我工作的医院部门时亲自聆听过他的讨论。我记得，当时我被他描述的同情心的高度进化基础所震撼。他解释说，从进化论的角度来看，同情心使原始社会得以良好运转和繁荣发展。我们需要同情心来建立关系并维持关系，而拥有一个富有同情心的人际网络则确保了更高的生存概率。

他的研究还强调了同情心与神经病学、神经生理学、遗传学和内分泌学之间的重要关系，以及我们的人际关系和社会文化环境如何影响我们对同情心的体验和表达。几乎不言而喻的是，我们今天所处的社会和文化也同样会影响我们自己的同情心能力。鉴于研究似乎表明，乡村环境提供了促进和培养同情心的最佳环境。我发现，有趣的是，随着时间的推移，文化变迁减少了我们对"村庄"的感知需求。虽然我们发现自己在某些方面处于一个比以往任何时候都更容易接近的世界，但我认为，由于社交媒体和全球大流行病等因素造成的疏离感，我们今天的同情心能力已不可避免地减弱了。

如果我们把吉尔伯特的发现应用到我们在这本书中所做的工作中，我们同样可以说，我们个人的人际关系及其运作方式是由我们早年围绕同情心所建立的模式塑造的。举个例子，如果你现在发现你的主要照顾者并不特别具有自我同情心，那么你很可能不会特别熟悉支撑自我同情的行为类型，因为你根本没有看到它们的作用。

如何培养自我同情心

虽然培养自我同情心可能听起来含糊不清、理想主义，甚至有点"软弱"，但这并不是你想象中的被动技巧。得克萨斯大学副教授克里斯汀·内夫（Kristen Neff）谈到了培养自我同情心的三个核心要素，每一个要素都需要积极参与才能有效。[2]

第一个要素是自我仁慈，即善待自己，用同情代替评判。采取不评判的立场是我作为治疗师的核心品质，对我来说，培养自我同情心要求我向自己提供我可能在治疗关系或充满爱的家庭关系中获得的同样的品质，比如鼓励、耐心和温柔，这是完全合理的。如果心理治疗提供了一种让人安心和舒缓的互惠关系，那么，这就是你在如何对待自己方面所要培养的特质。

第二个要素是认识到我们拥有共同的人性。有了共同的人性，我们就会认识到，我们不完美，别人也不完美。

第三个要素是正念，它本质上是指面对当下对我们来说是真实的东西。为了能够表现出同情心，我们首先需要承认我们正在经历的痛苦，但是，当我们的情感痛苦实际上是由我们内在批评者的声音所延续时，承认痛苦是很难的事。因此，这部分内容就是让我们自己注意到自己的困难情绪，注意到我们在制造自己的痛苦中所扮演的角色，并知道这些情绪很快就会过去。这些都会让我们对自己产生同情心。

让我们依次考虑这些要素，并思考一下，如何努力将它们融入自己的生活。

自我仁慈和自我安抚

如果说，"自我仁慈"是指以对待朋友或所爱之人的方式对待自己，于是，通过善意的言行来承认和舒缓痛苦就成了关键。参与自我安抚活动来调整自己的情绪状态，是我希望你们今后养成的习惯。

"自我安抚"经常被放在婴儿心理健康的背景下谈论。即使是很小的婴儿也会表现出自我安抚的行为，比如吸吮或触摸，而帮助幼儿学习在苦恼时使用自我安抚的策略是养育子女的共同目标。作为父母，我们为孩子的学习搭建"脚手架"，首先向孩子展示我们所做的事情，鼓励他们自己去尝试，然后，随着时间的推移，他们将新的自我安抚行为吸收到自己的习惯动作中。

但是，如果你从来没有接受过任何自我安抚的示范，那你成年后很有可能在自己的情绪调节方面遇到困难。当生活中发生具有挑战性的事件时，你可能会发现控制自己的痛苦是一项挑战。也许你看到自己的父母无法控制负面情绪，也缺乏在压力情况下进行自我安抚的策略。

自我安抚能力的缺失会导致我们成年后出现各种无益的行为,比如寻求过度的抚慰和对他人过度依赖,以获得情感上的包容和慰藉。因此,考虑一下你目前的自我安抚能力有多好,如果你发现自己的自我安抚能力有限,你就得努力扩大自己的能力范围,这是有帮助的。

当然,对一个人来说是安慰的东西,对另一个人来说可能恰恰相反!自我安抚的本质通常是高度个人化的,并受制于细微差别和渐进性。人们的偏好还可能受到感官敏感度、熟悉感或愉悦感的影响。自我安抚的行为可以很简单,比如坐在舒适的毯子上喝一杯热茶,或者参加正念活动或冥想。也可以是握住伴侣的手、与朋友分享感受,或者边洗澡边看书。在本章最后的练习中,你将有机会识别当前对你有效的自我安抚行为,并在该行为清单中添加更多策略。

在我们家,身体接触是我的孩子经常寻求和熟悉的东西,无论是以拥抱的形式接触,还是仅仅坐在沙发上靠近我。他们也喜欢我抚摸他们。对他们来说,身体接触具有很强的调节作用。当然,并不是所有的孩子都是如此。但我发现,当我的孩子在为自己对某件事情的情绪反应难以控制时,只要我蹲下来抱抱他们,就足以让他们恢复对我的容忍。

我们甚至为此开发了专门的语言。如果我的儿子们在睡觉前要求一个"爱的抱抱",他们的意思其实是让我把他们抱起来,让他们的头靠在我的胸前,然后摇晃他们几分钟。这种感觉就像与婴儿的互动,而我的孩子们已经不再是婴儿了。但是，在要求"爱的抱抱"时，他们已经学会本能地要求自己需要的东西。他们会储存"身体接触有助于安抚他们"的身体记忆，并在将来投入使用。他们相信，当他们长大成人时，他们的需要会得到我的满足，进而也会得到别人的满足。

你并不完美

当我第一次了解到"同情"是由"接受我们并不完美"这一事实所支撑的时候，我的耳边仿佛响起了震惊的音乐。在这本书的前面，我提到了我自己与完美主义的斗争，但我从未被告知自己是一个完美主义者，也从未被告知这对我来说是一个问题，直到一位临床督导在我们的一次定期督导中提出了这个问题。她对此非常坦然，但当时她的观察对我造成了相当大的威胁，我记得当时我感觉自己暴露了、被揭发了。

她注意到，我一直拖着一份没写但我必须写的报告。她认为这份报告没什么大不了的，没什么好担心的。而我的观点是，这是一件非常重要的事情，我不想做错。所以，因为害怕失败，我干脆一次又一次地放弃了。用图式模式的术语来说，我的"完美主义过度控制"模式占据了主导地位，并试图通过"什么都不做"来保护自己免受批评。但"批评的浪潮"还是不请自来。

尽管一位经验丰富的临床医生跟我说了她的看法，但我仍然没有完全面对自己完美主义的现实。我想，那时候，我认为完美主义的特点是总能按时完成任务，看起来就像"超一流的人才"，而事实上，完美主义会迫使我们中的一些人拖延和逃避事情。虽然我是个完美主义者，但我还是会犯错，这可能会让人感到困惑。我们可能会认为，完美主义者做什么都是完美的。这种观念显然是不对的，因为没有人可以做到事事完美。

标题是这样的：你并不完美，还差得远呢。我也一样。但更重要的是，我们也不应该是完美的。

这样不就放心了吗？我知道对我来说就是这样。当我们最终明白不完美是完整人生的一部分时，我们可以继续生活下去，尽我们最大的努力，在我们有缺陷和失败的时候，给予我们自己所需的宽容和空间。这种情况很可能经常发生。

与你的情绪和平共处

自我同情心的第三个要素与你面对困难情绪的能力有关。"正念"要求我们允许自己的情绪像云朵一样飘过蓝天，而不加以识别。它们确实存在，我们承认它们的存在，但我们不依恋它们，它们也不依恋我们。我在临床工作中看到的很多情况都是由自我期望和苛刻的自我批评所驱动的模式。如果我们可以通过培养正念练习来认识到我们的情绪不会摧毁我们，并且我们可以控制驱动负面情绪的内心自我对话，那么我们就有很大机会减少心理上的痛苦。

在你完成这一章之前，我希望你坐下来思考一下羞耻感在你的一生中对你的影响，以及你如何开始培养更多的同情心来抵消羞耻感。本质上，你需要做什么或改变什么来培养更强的自我同情心，并"治疗"可能让你陷入困境的未解决的羞耻感？

配置你的"同情心处方"

下面的问题旨在帮助你思考羞耻感在你生活中的影响，然后利用同情心的三个要素来制定你自己的"同情心处方"。

羞耻感

- 在你的一生中，你有过什么让你感到羞耻的经历？花点时间反思并写下来。
- 关于羞耻感，有没有什么特别的记忆浮现在你的脑海中？关于羞耻感对你生活的影响，你有什么理解？
- 你现在对自己阻碍自我同情的方式有什么了解？

自我仁慈和自我安抚

- 在接下来的日子里，你会用什么方式表现出更多的善意呢？
- 当你感到痛苦时，你能把什么融入你的生活中来帮助你进行自我安抚呢？

- 你如何确保自己在这方面持续保持"积极"的态度?

认识并接受不完美

- 你以前是否给自己设定了无法达到的高标准?
- 你如何给自己宽容和空间,允许自己不完美?
- 接受自己和他人的不完美对你有什么好处?

正念和情绪

- 你怎样才能把更多的正念融入你的生活中呢?
- 在哪些方面,你是自己最严厉的批评者?
- 你如何更好地注意和限制自我批评,以减少负面情绪的体验?

第九章　整体疗法：活得强大，拥抱不完美的人生

在我的职业生涯中，有很多次，来访者要求我告诉他们需要做些什么来"修复"他们所面临的问题。因此，我工作中最重要的任务之一就是进行艰难的对话，用健康的现实态度来缓和他们的期望。"修复"并不是我真正做的事，过去无法修复，也无法抹去，就像马蒂去世一样，现实就是现实。

当然，我无论如何也不会为我的来访者或读者做任何"修复"工作。关于这部分，责任完全属于你。我可以与你交谈，帮助你理解自己的心理，我可以在一定程度上为你提供便利、指导和帮助，但具体工作是由你来做的。

归根结底，还是要看你自己打算如何"修复"所面临的问题。

这是最后一章的重点。我希望你在读完这一章时，能够意识到你将如何应对自己的处境。对我来说，心理治疗应该是

第九章　整体疗法：活得强大，拥抱不完美的人生

积极的、投入的。你对自己的新认识和对过去的认识意味着什么？它对你需要做出的改变以及你今后选择的生活方式有什么启示？本章为你提供了一个机会，让你计划自己需要的"治疗"。你将如何"治疗"自己？你又希望别人怎样"治疗"你？这将成为你未来生活的计划。

从心理表述到整体疗法

在心理学领域，我认为可以公平地说，我们在如何"治疗"来访者方面已经走过了一段历程。长期以来，人们认为心理是一个独立于身体的实体，也独立于它所处的社会和文化。随着证据基础的不断扩大，以及来访者和临床医生认识到大脑对身体以及身体对大脑的内在联系和影响，这种观点逐渐发生了改变。

不可避免地，我们所处的社区、社会和文化对我们的健康和福祉产生了影响。这些结构在多大程度上验证或否定了那些对我们的心理健康产生影响的过去经历，这一点非常重要。

> 这就是为什么我们必须开发整体疗法，以求全面理解我们的"内忧外患"。

我们需要考虑在心理和身体，以及集体和社会影响的情况下进行心理治疗。

当你理解了自己的心理"故事"（困难是什么，困难从何

而来）之后，你将能够做两件事。第一件事是，你将能够把你过去的经历和你当前的困难联系起来。如果你还做不到这一点，那你需要重温第七章并思考一下你的心理表述，否则你就不知道怎样的"治疗"才能解决这个问题。第二件事是，一旦掌握了这些知识，你就可以推断出未满足的需求是什么。从根本上说，过去的经历为当前的困难提供了一种洞察力，你可以从中推断出你以某种（通常是无益的）方式行事是为了满足什么需求，从而推断出你如何才能以更健康的方式满足同样的需求。

让我给你们举个例子，用极其简短的表述来说明你们在自己的心理工作中试图建立的联系类型。比方说，在你的童年时期，有很多不确定性，缺乏情感安全感，你在生活中常常感到混乱和失控。当你成年后发现自己处于工作压力期时，这些安全感和稳定性的缺失就会萌生出来，并造成不适和一定程度的困扰。

你制定了一个限制食物消费的应对策略，因为你觉得这是一个让你有意识地控制自己生活的领域。虽然一开始你可能没有注意到，但你的体重开始下降，你注意到这对你在家中的耐心以及与伴侣的亲密感产生了影响。这些都是"现存问题"，而现在未被满足的需求就是安全感。

了解到这一点后，你选择与伴侣分享你的情况，以此来善待自己。这会立即让你感到更安全，因为你的伴侣现在可以分享你的挣扎，并支持你调整饮食结构，助你恢复更正常的饮食模式。这有助于你培养与伴侣的亲密感，并增加你对家庭挑战的承受力。展望一下未来，你会知道，缺乏安全感是一个触发因素，可能导致适应不良的应对方式，这是你需要密切关注的事情。

焦虑症或抑郁症

正如我们前面的例子所说明的那样，在人们感到崩溃的症状之下，当我们深入挖掘时，往往可以发现潜在的人际关系问题。同样，焦虑或抑郁的心理也是内在问题的症状和后果。事实上，焦虑和抑郁是最常见的两种典型心理障碍，许多人在阅读本书时可能都曾经历过这些问题。当然，焦虑和抑郁往往与其他心理障碍同时出现，包括恐惧症、强迫症和饮食失调症。

让我们依次对它们进行思考，希望加深对人际关系的理解能帮助你远离任何症状，此时，你会变得更有能力部署个性化的策略，更能注意到自己的心理弱点何时被触发。

焦虑的时候怎么办

根据我对焦虑症患者的临床经验，一旦焦虑占据了上风，他们就会靠"回避"来维持。无论是社交性焦虑、广泛性焦虑，还是单纯的恐惧症，"回避"都是使我们陷入焦虑模式的核心特征。而治疗的方法通常是"暴露疗法"。无论恐惧和焦虑的原因是什么，我们都要勇敢去面对。

如果这种情况符合对你的描述，那么，要想成功减轻症状，你需要探究焦虑的根源，并朝着它"进军"，而不是转向相反的方向。暴露疗法的目的是让你学会做一些可怕和困难的事情，尽管你的焦虑最初会增加，随后会达到顶峰，并保持平稳，但它会随着时间的推移而逐渐消散。只要你继续让自己暴露在最初导致你焦虑的事物面前，你就能影响变化，并在一个叫作"消退"的过程中将你的焦虑感降低到可控水平。

感到抑郁的时候怎么办

抑郁症所面临的挑战略有不同。如果不及时治疗，焦虑有时会导致我们走上一条不归路，这意味着随着时间的推移，我们的生活会变得更加局限和孤立。我们会逃避很多事情，久而久之，我们就会与自己和他人脱节。这反过来又会影响我们的情绪和动力，导致抑郁症。当然，抑郁症也会自行产生。

抑郁是一种对事物失去兴趣的心态。如果你有过这样的经历，你可能会知道以前像刷牙或洗澡这样简单的任务是如何让人觉得难以完成的。抑郁会让我们在努力维持友谊和社交网络的过程中感到更加孤立。生活会变得灰暗，我们会发现自己无所事事，这会进一步加重我们的低落情绪。

要治疗抑郁症，我们需要返璞归真，从根本上启动我们从无为到有为的过程。在临床心理学中，我们称这种方法为"行为激活"。当你情绪低落时，这种方法通常会很有帮助，因为它的工作前提是，简单的任务会增加你成功和熟练精通的机会，提升你的情绪，进而增强你做更多事情的动力，从而使你的幸福感得到更大的提升。值得一提的是，我在临床上看到，当来访者的情绪非常低落时，CBT有时并不能很好地发挥作用，因为来访者的认知能力可能会受到相当大的损害。这时，行为激活就能发挥最大的作用。

如果说我最容易出现的"思维模式"或"思维类型"是什么，那就是焦虑。读完这段文字后，你是否知道你自己属于哪种类型的思维模式呢？

了解你为你自己"治疗"这些情绪的基本方法将使你走上正确的道路。

如果你觉得焦虑，那你就得往前冲，努力解决你的焦虑症。如果你觉得抑郁，那就试着回到最基础的工作，并在此基础上不断进步。当然，一本书可没法告诉你如何应对困难的那些细枝末节。这只有你自己才能做到这一点。

万一你没有读过本书开头的序言，我需要你明白一些事情。心理自助的力量是强大的，它是治疗我们心理的一个有效而重要的部分。但它不一定适合所有人，或者可能还不适合你，或者不适合你当前的状况。按照本书中的建议去进行心理自助，并不能取代接受过专业培训的心理健康专家的治疗。但是，如果你照做了，它将为你提供一个平台，我希望这能给你力量，让你更上一层楼。

感到崩溃的时候怎么办

现在，你可能已经明白，我是一个可以称之为折中主义的从业者。许多临床心理学家都是如此。这有助于我们利用不同的模式和疗法来治疗不同类型的心理病症。我的工作以及我所服务的来访者的复杂性，都需要折中主义的方法组合。这样才能获得真正个性化的治疗体验并从中受益。

在这本书中，你已经听说了各种各样的治疗方法，包括认知行为疗法、认知分析疗法、图式疗法和同情聚焦疗法。当然还有更多的疗法。但归根结底，无论采用哪种方式，我相信所有的疗法都指向同一个基本真理：当我们感到崩溃和心碎的时候，我们需要想办法把自己那支离破碎的心重新组合起来。我们必须一块一块地整合自己心灵的各个部分，进行自我疗愈，并理解我们如何以及为何会与自己产生这样的关系。

在失去马蒂后的这些年里，我一直在努力接受一种能让我做到这一点的方法。在了解自己的心理"故事"的同时，我一次又一次地体会到"不完美生活"的强大力量。我的生活永远无法摆脱悲伤，我永远也体会不到以前生活中的自由和平静，我的生活并不完美。

那些曾经对我们来说可称作"完美"的生活愿景已不复存在。

生活是破碎的。但我还是想充实地生活着。我也希望我的孩子们也能过上充实的生活。

于是,"活得强大,拥抱不完美的人生"这句哲学箴言诞生了。这不是一种心理疗法。在我看来,它已成为一个概念,对于培养我与自己的积极关系以及理解一种毫无意义的丧失至关重要。这是一种存在的方式,也是我生活的一种方式。虽然这不是一种正式的治疗或疗法,但它植根于我在职业生涯中收集到的证据,这些证据告诉我如何竭尽所能地积极生活和发挥心理作用。

如果说我的临床实践和丧偶经历教会了我什么,那就是"好人也会遇到具有挑战性的事情"。我也遇到过一些好人,因为他们应对挑战性环境的方式而被关进监狱。但这只是他们的行为,而不是他们的本质。我们每个人都应该得到一个机会,在经历了一生中的任何创伤之后,重新获得"完整"的感觉。当我感到崩溃和心碎的时候,"活得强大,拥抱不完美的人生"就成了我的人生哲学。

如何解读"活得强大,拥抱不完美的人生"

"活得强大,拥抱不完美的人生"的核心在于满足你未被满足的需求。无论你是感到焦虑、抑郁,还是崩溃,当你考虑这时该怎么做时,你都可能在其中找到未被满足的需求。满足我们未被满足的需求是很难的事情。现实是,忙碌甚至混乱的生活使它成为一个难以坚持的前提。然而,如果你真的想改变一些事情，那么，这也是你可以采取的一种方式。

对我来说，"活得强大，拥抱不完美的人生"涉及许多与满足我的需求有关的不同事情。我的现任伴侣让我重新找到了爱，他也曾失去他的配偶。我一直知道，悲伤和新的爱情没有固定的时间表，也无须等待几个月来避免人们对我的决定评头论足。我满足了自己对亲密关系的需求。

我一直在做的就是接受生活中那些被迫发生的改变，并让围绕这些改变而产生的愤怒和挫折感得到释放和处理，这样我就满足了让自己内心平静的需求。

我一直都能意识到生命的可贵，并把这一点深深地铭记在心，每天都以此为指导。我做出了一些强大且鼓舞人心的决定，也做了一些新的、令人害怕的事情。我满足了自己独立自主的需求，我还梦想着有一天能写一本书，帮助别人疗愈。

这种哲学的美妙之处在于，你可以想怎么做就怎么做。

"活得强大"对你来说意味着什么？"不完美的人生"对你来说意味着什么？在进入下一节时，请牢记这些问题，下一节将帮助你完成自己的需求评估。它将向你介绍"美好生活模型"，我发现，该模型总是对来访者很有帮助。它将是你需要完成的最后一项心理工作的基础，涉及基于需求的评估。你需要在该模型的 11 个领域中考虑自己的特定需求，并思考如何开始以不同的方式生活。

第九章　整体疗法：活得强大，拥抱不完美的人生

美好生活模型

美好生活模型（GLM）为我们提供了一个洞察人类核心需求的视角，如果我们想要感到充实并拥有美好的生活，就必须满足这些需求。[1]虽然这个模型最初是在囚犯的心理工作中发展起来的，但其应用范围很广。

我第一次使用该模型是在监狱环境中。当时，我们用它来考虑参加改造小组的囚犯们未得到满足的需求。该模型提供了一个非常有用的框架，有助于我们回顾过去，确定他们在犯罪前哪些需求没有得到满足，以及他们在获释后如何更好地满足自己的需求。在刑事司法系统的背景下，前提是，如果这些人在该模型所描述的11个领域中的任何一个领域的需求没有得到满足，那么，他们将来就更有可能通过犯罪行为来满足自己的需求。

现在，这本书显然并非专门针对那些曾经犯过错的人，但让我们用一个例子来探讨一下这个问题。假设你当下的快乐和满足感曾经未能得到满足。在过去，你曾通过喝酒来激活愉悦的感觉。酒精几乎能立即刺激你分泌多巴胺。随着时间的推移，你可能意识到喝酒会让你感到迟钝和不耐烦。现在，有了这些知识，你就可以找出其他方法，以更健康的方式满足你当下对快乐的需求。图9-1描述了"沃德－曼恩模型"（Ward and Mann model），我希望你在最后的练习中使用它来指导你进行基于个人需求的评估。

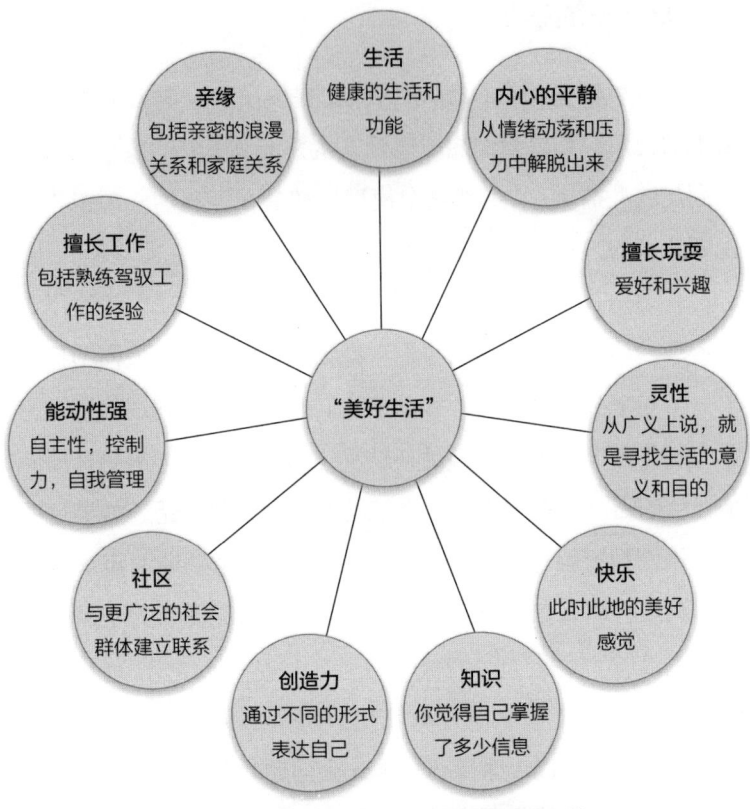

图 9-1 美好生活模型（沃德 – 曼恩模型）

- 生活：健康的生活和功能
- 内心的平静：从情绪动荡和压力中解脱出来
- 亲缘：包括亲密的浪漫关系和家庭关系
- 擅长玩耍：爱好和兴趣
- 擅长工作：包括熟练驾驭工作的经验
- 灵性：从广义上说，就是寻找生活的意义和目的
- 能动性强：自主性，控制力，自我管理
- 快乐：此时此地的美好感觉
- 社区：与更广泛的社会群体建立联系
- 知识：你觉得自己掌握了多少信息
- 创造力：通过不同的形式表达自己
- "美好生活"

我再以自己为例。如果我回想一下马蒂去世后我的感受，我的内心并不平静，取而代之的是精神上的动荡。我失去了我选择与之共度余生的男人，我所拥有的最重要的亲密关系现在被切断了。我质疑的不是"上帝"，而是把他从我们身边夺走的"宇宙"。我觉得我们的家庭就像是"天选的"悲剧之家，

第九章 整体疗法：活得强大，拥抱不完美的人生

我对此感到非常愤怒。

常常目睹别人家的夫妻成双成对，我一度质疑，与他们的家庭相比，我们家新发生的悲剧是否公平。我很少感觉良好，大部分时间都一个人待在家里，总是把孩子和别人的需求放在自己的需求之前。我与我的社区、同事，甚至我的朋友都失去了联系。我相信，他们无论如何努力，都无法理解这是一种什么样的感觉。如果我们把这些与"未满足的需求"这一概念联系起来，很明显，我过上"美好生活"所需要的东西根本不存在。

虽然我没有意识到这一点，但我慢慢地开始正视我生活中缺乏这些东西的问题。随着时间的推移，我逐渐能够满足自己对亲情和内心平静的需求。我有了新的爱好和兴趣，我找到了生活的意义和目标，在这个模型中被定义为"灵性"。有趣的是，"寻找意义"也是精神科医师伊丽莎白·库伯勒-罗斯（Elisabeth Kübler-Ross）的"哀伤的五个阶段"模型的核心要素。

我知道，这些原则同样适用于你的生活。"美好生活模型"将让你考虑自己目前在 11 个领域中的需求是如何得到满足的，以及在你为自己创造的未来中如何满足这些需求。

你的整体需求评估

在本书的最后一个练习中,我们将使用"美好生活模型"提供的框架以及构成美好生活的众多要素。我希望你们现在就这些要素进行思考并写下日志,憧憬一下,你们对这些要素一年后的状况有哪些期待。

领域 1:生活(健康的生活和功能)

- 当前评估:目前你在这个领域的需求得到了多大程度的满足?
- 未来评估:你希望这些需求在一年后得到怎样的满足?
- 行动步骤:为了实现未来愿景,你需要做些什么?

领域 2:内心的平静(从情绪动荡和压力中解脱出来)

- 当前评估:目前你在这个领域的需求得到了多大程度的满足?
- 未来评估:你希望这些需求在一年后得到怎样的满足?
- 行动步骤:为了实现未来愿景,你需要做些什么?

领域 3:擅长玩耍(爱好和兴趣)

- 当前评估:目前你在这个领域的需求得到了多大程度的满足?

- 未来评估：你希望这些需求在一年后得到怎样的满足？
- 行动步骤：为了实现未来愿景，你需要做些什么？

领域 4：灵性（从广义上说，就是寻找生活的意义和目的）

- 当前评估：目前你在这个领域的需求得到了多大程度的满足？
- 未来评估：你希望这些需求在一年后得到怎样的满足？
- 行动步骤：为了实现未来愿景，你需要做些什么？

领域 5：快乐（此时此地的美好感觉）

- 当前评估：目前你在这个领域的需求得到了多大程度的满足？
- 未来评估：你希望这些需求在一年后得到怎样的满足？
- 行动步骤：为了实现未来愿景，你需要做些什么？

领域 6：知识（你觉得自己掌握了多少信息）

- 当前评估：目前你在这个领域的需求得到了多大程度的满足？
- 未来评估：你希望这些需求在一年后得到怎样的满足？
- 行动步骤：为了实现未来愿景，你需要做些什么？

领域7：创造力（通过不同的形式表达自己）

- 当前评估：目前你在这个领域的需求得到了多大程度的满足？
- 未来评估：你希望这些需求在一年后得到怎样的满足？
- 行动步骤：为了实现未来愿景，你需要做些什么？

领域8：社区（与更广泛的社会群体建立联系）

- 当前评估：目前你在这个领域的需求得到了多大程度的满足？
- 未来评估：你希望这些需求在一年后得到怎样的满足？
- 行动步骤：为了实现未来愿景，你需要做些什么？

领域9：能动性强（自主性，控制力，自我管理）

- 当前评估：目前你在这个领域的需求得到了多大程度的满足？
- 未来评估：你希望这些需求在一年后得到怎样的满足？
- 行动步骤：为了实现未来愿景，你需要做些什么？

领域10：擅长工作（包括熟练驾驭工作的经验）

- 当前评估：目前你在这个领域的需求得到了多大程度的满足？
- 未来评估：你希望这些需求在一年后得到怎样的满足？
- 行动步骤：为了实现未来愿景，你需要做些什么？

第九章　整体疗法：活得强大，拥抱不完美的人生

领域 11：亲缘（包括亲密的浪漫关系和家庭关系）

- 当前评估：目前你在这个领域的需求得到了多大程度的满足？
- 未来评估：你希望这些需求在一年后得到怎样的满足？
- 行动步骤：为了实现未来愿景，你需要做些什么？

"活得强大，拥抱不完美的人生"日志提示

最后列出几点日志提示，供你思考如何在不追求完美的情况下满足自己的需求。

- 你该如何拥抱不完美的生活？
- 摆脱完美主义对你来说意味着什么？
- 你怎样才能活得强大？这对你来说是什么样子的？

结 论
献给站在浪尖上乘风破浪的你们

在我丈夫去世的那个夏末,我的父母带着我们在北海边一个我心爱的地方度过了一周的假期。这段时间我们远离了马蒂对我们说最后一句话的房子。我们从无休止的悲痛中解脱出来,这是一个可喜的缓和期。

在绵长的白色沙滩上,我们为女儿报名了她的第一堂冲浪课。当我向教练咨询时,他说我需要和她一起下水,因为她只有5岁,所以在她上课的那天早上,我尽职尽责地穿上湿漉漉的潜水衣,蹚进了汹涌的海浪。我的女儿一直擅长大多数体育活动,因此在短短20分钟后,教练就确认,在他的监督下,她自己可以做得很好。

他温和地鼓励我去买一块冲浪板,让我自己也试一试。我很不情愿。我已经很多年没有尝试过冲浪了。上次冲浪的尴尬还历历在目,我没有成功"起乘",那天从海浪中爬出来时,感觉这是一个不可能完成的任务。我想,我现在的尝试很可能也是类似的结果,一节课下来我也不会有多大收获。不过,最后我还是抓起一块冲浪板,舒展着身体,平躺在上面,

结　论　献给站在浪尖上乘风破浪的你们

然后划入墨色的海水中。我窝起手掌托住冲浪板，海水从我的指缝间流过。

我记得，当我从海滩游到海浪中时，我感到自己很强壮。咸咸的浪花溅在我的嘴唇上，再加上大海的声音和触感，构成了一次真正的感官体验。马蒂去世后，这也许是我第一次感觉到自己的心突然安静了下来。我感到如释重负。我放弃了控制大海的欲望，漂浮在了海面上。极寒之蓝、海水之咸、各种声音汇聚在一起，这种强烈的感觉让我远离了过度活跃、悲伤和疲惫的心灵，回到了自己的身体里。海洋生物学家华莱士·J.尼科尔斯（Wallace J. Nichols）博士在其 2018 年著作《蓝色思维》(*Blue Mind*) 中写到这种现象。他将"蓝色思维"状态描述为"一种微醺的冥想状态，其特征是平静、平和、合一，以及对当下生活的普遍幸福感和满足感"。[1]

在教练指点一二之后，我看着身后涌起的浪花，开始划桨，起初划得很慢，随着浪花的势头越来越大、越来越近，我划桨的速度也越来越快。当浪花抬起我的冲浪板时，我勉强站了起来。我知道这看起来并不漂亮，但我真的站起来了，还站在浪尖上乘风破浪。

当我微笑着被抬上岸时，我感到一阵轻微的兴奋。我的身体感受到了水流的能量和速度。然后我就掉了下来。我"砰"的一声砸在沙滩上，落在清澈的浅水中。我不禁想，这对生活来说是一个多么深刻的隐喻。有时我们在浪尖上乘风破浪，有时我们重重地跌入深渊。人生有欢乐也有痛苦，有胜利也有灾难,有光明也有阴暗。有生就有死。当我把浸湿的发丝拨开,跳起来渴望再试一次时,那一刻我明白了一切的意义。生活是需要体验的,而我就是来体验生活的。我为这一切而来。

*

本书诞生于我的一个信念:心理学知识、技能以及获得心理咨询工作的途径应该向每个人开放。遗憾的是,在获得心理支持方面,存在着一定程度的特权,即谁优先接受治疗,往往取决于谁能负担得起治疗费用。我想提供另一种更容易获得的方式,而且坦率地说,这种方式要便宜得多。

当我最初开始寻找一本能够教大家"如何做"心理工作的书籍时,最终我的搜索结果是大量的为临床医生编写的教科书和过于偏向认知行为疗法的书籍,它们常常忽视了情感关系成分,而我知道这些元素在促进改变方面具有不可思议的力量。因此,我决定撰写一本可以提供通俗易懂、经济友好且基于关系的解决方案的书籍。这本书旨在为你提供"刚刚好"的知识。书中的概念经过了精心提炼和简化,以便使你更轻松地开展工作。这样做并不是因为我怀疑这些概念有多复杂难懂,而是相信简单一点会更好。简单可以减少实际实施改变的障碍,这只会是一件好事。

现在你已经读完了这本书,开始了心理疗愈,并且将你的需求和情感健康置于了优先考虑的位置,请为自己感到骄傲。即使这个概念对你来说很陌生。请记住，这仅仅是个开始。心理疗愈需要时间，你需要给予自己足够多的时间，这样才能取得成效。

我也很好奇你此刻的感受……我很清楚，在进行心理自助时，你可能会有一种即将结束一门课程或尝试"最新事物"的感觉，但请环顾四周，问问自己："那么，现在该怎么办？"我希望你们抵制住诱惑，不要去寻找证据来证明这本书的内容对你不起作用，或者实际上对你毫无影响力。因为，虽然你可能没有看到任何促成你改变的证据，但也许只是这样的证据还没有出现而已！就像所有的心理自助一样，你需要坚持不懈地去做，并对自己满怀期待。如果你不对自己抱有希望，谁会对你寄予希望呢？为了自己，你应该坚持不懈地运用在这里学到的知识。

有时候，当我们面对过去时，强烈的情绪会迸发出来，所以我希望你在读完这本书时能感受到支持的力量。在心理工作中，当事情具有挑战性时，我们可能偶尔需要从治疗重点转向支持性情绪抑制（Supportive containment）。"支持性情绪抑制"就是字面上的意思：它意味着认识到你的情绪需要被抑制，这样你才能在工作中继续前进。当你感觉自己在情感上挣扎或有一种不知所措的感觉时，通常就表明你需要支持性情绪抑制。请相信，这都是心理过程的一部分，如果需要的话，你可以稍微收敛一下。随着你情绪调谐技能的发展，你将开始更容易、更准确地认识到这些时刻，并能够采取适当的行动。

给自己提供支持性情绪抑制,意味着给自己需要的时间来处理我们所学到的东西并将其整合。这有点像一步一步地取得进步,先向上爬几级台阶,然后到达一个平台,在那里我们需要休息一会儿,以积蓄力量。你可以把它想象成攀登芒罗山(苏格兰一座3000多英尺高的山峰)。如果不在沿途停下来补充能量和维持体力,你就不可能完成整个攀登过程。也许现在是你在着手进行下一步之前需要一些支持性情绪抑制的时刻。

我写这本书的过程也有点像这样。我的写作过程一波三折。从早上五点写到深夜。在因为丧偶而重组的家庭中,我在做全职妈妈的忙碌日子里,利用零碎的时间完成了这本书。我曾为离开孩子们而感到愧疚,也曾为不能在任何想写的时候写作而愤恨。时不时地,我需要抽出时间来滋养自己,思考写作本身如何塑造了我自己的思想,并促使我更加努力地去做这项工作。很多时候,当我的自卑感袭来时,我就会陷入一些适应不良的应对策略,比如逃避和分散注意力等。但随后,我会想起自己对文字的热爱,找到重新投入写作的方法,意识到自己一波三折的写作状态实际上反映了我深层次的心理:一种根深蒂固的"永远感觉自己不够好或不配"的信念。这真是一个令人发笑的讽刺。

许多年前,我还是一名小学生,在攻读高级英语课程时,我的一位老师向我介绍了玛雅·安杰卢的自传《我知道笼中鸟为何歌唱》(*I Know Why the Caged Bird Sings*)。就像喜欢她的作品的其他人一样，从此我就爱上了她和她的作品。玛雅是一位对创伤有着深刻理解的女性。

玛雅是以一个反抗种族压迫的美国非洲裔女性的身份来写作的，而我则希望我们生活中与我们建立关系的人大多是好人，他们的目的绝不是要打垮我们。

我最近见到了向我介绍玛雅作品的那位老师。我从他身边经过时，他正慢慢地走在超市的过道上。他比我记忆中的形象更衰老，头发也更灰白，但在他温和而从容的举止中，有一种似曾相识的感觉。我记得，他是第一个让我把我知道的东西写出来的人，语气很柔和。当时，我对这种指导感到沮丧，因为18岁的我并不认为自己懂得很多。

有那么一会儿，我想过在他往购物车里装东西的时候走近他。我偷偷地跟着他走了一会儿，小心翼翼地避开他的视线。我感到有点兴奋，我必须告诉他，将近24年后，我终于采纳了他的建议。我写出了我所知道的东西，即将成为一名"有作品"的现实派作家。我想他一定会很高兴的。但我始终没有勇气去拦住他并向他告白。我觉得这会让我俩都感到尴尬，甚至会让人觉得我很冒失。也许他对我的印象不会像我对他的印象那么深刻。

又来了。内心的声音告诉我要走开。这种消极的自我对话是围绕着一个敢于坚持自己权力的女性而展开的。但那种退缩的本能依然强烈。我怀疑，对我和我们中的许多人来说，这项工作永远不会完成。也许有一天，我的那位老师会读到这本书，并在我的文字中认出他自己。也许不会。但我会永远感谢他，感谢他把玛雅关于生命和创伤的教诲带给我。

特别是她的诗歌《我仍将奋起》（*Still I Rise*）中的文字告诉我们，尽管生活可能变幻莫测，但新一天的来临和每一个夜晚迎接的结局总是确定无疑的。她教会了我，无论接下来的生活会发生什么，我都仍将奋起。所以，你也可以。

参考文献

第一章 梦醒时分

1. Brown, B. (2012), *Daring Greatly*. New York: Penguin Random House, p.117.
2. Frost, R.O. and Steketee, G. (2007), 'Perfectionism in Obsessive-Compulsive Disorder Patients', *Behaviour Research and Therapy*, 35 (4): 291–6.
3. Hamachek, D.E. (1978), 'Psychodynamics of Normal and Neurotic Perfectionism', *Psychology: A Journal of Human Behavior*, 15 (1): 27–33.
4. Stoeber, J., Haskew, A.E., and Scott, C. (2015), 'Perfectionism and Exam Performance: The Mediating Effect of Task-Approach Goals', *Personality and Individual Differences*, 74: 171–6.
5. Hewitt, P.L. and Flett, G.L. (1991), 'Perfectionism in the Self and Social Contexts: Conceptualization, Assessment, and Association with Psychopathology', *Journal of Personality and Social Psychology*, 60 (3): 456–70.
6. Teyber, E. and Teyber, F. (2010), *Interpersonal Process in Therapy: An Integrative Model*. Boston: Cengage Learning.
7. Miller, W.R. and Rollnick, S. (1991), *Motivational Interviewing: Preparing People to Change Addictive Behavior*. New York: Guilford Press.

第二章 认识自己

1. Conte, H. R. and Ratto, R. (1997), 'Self-report measures of psychological mindedness'. In M. McCallum and W.E. Piper (eds.), *Psychological Mindedness: A Contemporary Understanding*. Mahwah, N.J.: Lawrence Erlbaum Associates Publishers, pp.1–26.
2. Bora, E. and Kose, S. (2016), 'Meta-analysis of Theory of Mind in Anorexia Nervosa and Bulimia Nervosa: A specific Impairment of Cognitive Perspective Taking in Anorexia Nervosa?', *International Journal of Eating Disorders*, 49 (8): 739–40.

3. Brown, K.W. and Ryan, R.M.（2003）,'The Benefits of Being Present: Mindfulness and Its Role in Psychological Well-being', *Journal of Personality and Social Psychology*, 84（4）: 822–48.
4. Kabat-Zinn, J.（2020）,'Mindfulness-Based Stress Reduction': https://mbsrtraining.com/mindfulness-based-stressreduction/[Accessed 18 October 2024]
5. Bandura, A.（1977）, *Social Learning Theory*. Englewood Cliffs: Prentice Hall.

第三章 告别昔日的自己

1. Kauffman, J.（2002）.'Safety and the assumptive world. In J. Kauffman'（ed.）, *Loss of the Assumptive World: A Theory of Traumatic Loss*. New York: Routledge, pp.205–12.
2. Janoff-Bulman, R.（1992）, *Shattered Assumptions: Towards a New Psychology of Trauma*. New York: Free Press.
3. Beck, A.T.（1970）,'The Core Problem in Depression: the Cognitive Triad', *Science and Psychoanalysis*, 17:47–55.
4. Calhoun, L.G. and Tedeschi, R.G.（1999）, *Facilitating Posttraumatic Growth: A Clinician's Guide*. Mahwah, NJ: Lawrence Erlbaum Associates; and Calhoun, L.G. and Tedeschi, R.G.（2001）,'Posttraumatic growth: The positive lessons of loss'. In R.A. Neimeyer（ed.）, *Meaning Reconstruction and the Experience of Loss*. Washington, D.C.: American Psychological Association, pp.157–72.
5. Tedeschi, R.G. and Calhoun, L.G.（1996）,'The Posttraumatic Growth Inventory: Measuring the positive legacy of trauma', *Journal of Traumatic Stress*, 9（3）: 455–71; and Tedeschi, R.G., and Calhoun, L.G.（2004）,'Posttraumatic growth: Conceptual foundations and empirical evidence', *Psychological Inquiry*, 15: 1–18.

第四章 是什么造就了现在的我们

1. Bowlby, J.（1969）, *Attachment and Loss: Vol. 1. Attachment*. New York: Basic Books; and（1982）,'Attachment and Loss: Retrospect and prospect', *American Journal of Orthopsychiatry*, 52（4）: 664–78.
2. Maslow, A. H.（1954）, *Motivation and Personality*. New York: Harper & Row Publishers.
3. Bandura, A.（1969）,'Social Learning Theory of Identificatory Processes'. In

Goslin, D.A. (ed.), *Handbook of Socialisation Theory and Research*. Chicago: Rand McNally.
4. Young, J., Klosko, J., and Weishaar, M. (2006), *Schema Therapy: A Practitioner's Guide*. New York: Guilford Press.

第五章 深入挖掘

1. Beck, J. (2020), *Cognitive Behavior Therapy, Third Edition: Basics and Beyond*. New York: Guilford Press.
2. Jones, E. (2012), 'Shell shocked': www.apa.org/monitor/2012/06/shell-shocked [Accessed 18 October 2025]
3. Linehan, M.M. (1993), *Cognitive-Behavioral Treatment of Borderline Personality Disorder*. New York: Guilford Press.
4. Ryle, A. and Kerr, I.B. (2002), *Introducing Cognitive Analytic Therapy: Principles and Practice*. Chichester: John Wiley and Sons.

第六章 代际创伤

1. ŠvorcováJ. (2023), 'Transgenerational Epigenetic Inheritance of Traumatic Experience in Mammals'., *Genes*, 14 (1): 120; Engel, G. (1977), 'The need for a new medical model: a challenge for biomedicine', *Science*, 196: 129–36.
2. Walker, E.F. and Diforio, D. (1997), 'Schizophrenia: a Neural Diathesis-Stress Model', *Psychological Review*, 104 (4): 667.
3. Young, J.E. and Klosko, J.S. (1994), *Reinventing Your Life*. New York: Plume.

第七章 讲述你自己的故事

1. Felitti, V.J., et al. (1998), 'Relationship of childhood abuse and household dysfunction to many of the leading causes of death in adults: The Adverse Childhood Experiences (ACE) Study', *American Journal of Preventive Medicine*, 14 (4): 245–58.
2. Bretherton, I. and Munholland, K. A. (1999), 'Internal working models in attachment relationships: A construct revisited'. In J. Cassidy and P. R. Shaver (eds.), *Handbook of Attachment: Theory, Research, and Clinical Applications*. New York: Guilford Press, pp. 89–111.
3. Mikulincer, M. and Shaver, P.R. (2016), *Attachment in Adulthood: Structure, Dynamics, and Change* (2nd edition). New York: Guilford Press.

第八章 释放羞耻感，培养同情心

1. Gilbert, P.（2009）.'Introducing Compassion-Focussed Therapy', *Advances in Psychiatric Treatment*, 15, 199–208. For further reading, see Gilbert, P.（2010）, *The Compassionate Mind: A New Approach to Life's Challenges*. London: Robinson
2. Neff, K.D.（2009）,'The Role of Self-Compassion in Development: A Healthier Way to Relate to Oneself', *Human Development,* 52（4）: 211–14.

第九章 整体疗法：活得强大，拥抱不完美的人生

1. Ward, T. and Mann, R.（2004）, 'Good Lives and the Rehabilitation of Offenders: A Positive Approach to Treatment'. In P.A. Linley and S. Joseph（eds.）, *Positive Psychology in Practice*. Hoboken: John Wiley & Sons, pp.598–616.

结 论 献给站在浪尖上乘风破浪的你们

1. Nichols, W.J.（2018）, *Blue Mind: How Water Makes You Happier, More Connected and Better at What You Do*. London: Hachette.

致　谢

如果没有这么多朋友的幕后支持与抬爱，这本书是不可能完成的。首先，感谢米歇尔·皮利（Michelle Pilley）、里德·特蕾西（Reid Tracey），以及海氏（Hay House）出版社团队的其他成员。感谢你们从我的文字中看到了一些价值，并给了我讲述这个故事的机会。我将永远感激你们。

特别要感谢我的编辑，露西·巴克罗伊德（Lucy Buckroyd）和休·拉塞尔斯（Sue Lascelles）。露西，你让原本不为人知的、有时令人困惑的过程变得简单明了。你总是陪在我身边，倾听着我的声音，说着让我安心的话。当我觉得自己像个冒牌货时，是你让我坚持了下来，我感谢你温柔的鼓励。休，很高兴看到你接受了我的初稿，并进行巧妙的打磨，把它塑造成更好的作品。凯茜·利维（Cathy Levy），感谢你的专业知识，感谢你让我们在时光荏苒中砥砺前行并保持正确的方向。

感谢我的心理学老师、导师以及过去和现在的同事们，我感谢从你们身上学到的一切，以及仍在学习的一切。感谢我的朋友和家人在我写书的道路上给予我的支持，感谢你们听我谈论这本书，帮助我腾出宝贵的时间来写这本书，并在我感到艰难的时候鼓励我继续前进。因为有你们，这一切才成为可能。默里（Murray），你一直是我最具影响力的"啦啦队长"。你为我的反思提供空间，在我感到困顿时提出建议，最重要的是，你相信我。我为你的真我本色而感激不尽。感谢我的孩子们，你们都是我最伟大的老师。感谢你们为我举起了生活的镜子，让我看到了我必须学习的功课。

对于那些允许我在这本书里讲述你们的故事，以便让其他人受益的人，我感谢你们愿意袒露自己脆弱的一面。支持本书传递的信息（即我们其实并没有崩溃），就是做出了重要而宝贵的贡献。

最后，感谢马蒂。我希望我让你感到骄傲。